WO AI ZHONGYI
我爱中医 下

董文安　赵杜娟　主编

河南大学出版社
HENAN UNIVERSITY PRESS

·郑州·

图书在版编目（CIP）数据

我爱中医 . 下 / 董文安 , 赵杜涓主编 . —— 郑州 : 河南大学出版社 , 2022.9

ISBN 978-7-5649-5327-0

Ⅰ . ①我… Ⅱ . ①董… ②赵… Ⅲ . ①中医学 – 少儿读物 Ⅳ . ① R2-49

中国版本图书馆 CIP 数据核字 (2022) 第 179658 号

策划统筹　陈林涛

责任编辑　王丽芳

责任校对　仝一帆

装帧设计　翟淼淼

插图绘制　张　音

————————

出版发行　河南大学出版社

　　　　　地址：郑州市郑东新区商务外环中华大厦 2401 号

　　　　　邮编：450046

　　　　　电话：0371-86059701（营销部）　网址：hupress.henu.edu.cn

印　　刷　郑州印之星印务有限公司

版　　次　2022 年 9 月第 1 版

印　　次　2022 年 9 月第 1 次印刷

开　　本　889mm×1194mm　1/16

印　　张　7.75

字　　数　71 千字

定　　价　19.90 元

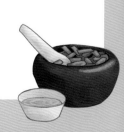

编委会

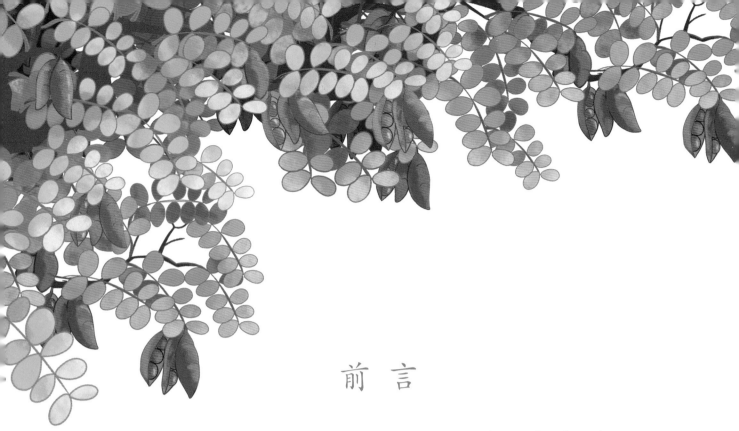

前　言

中医药学是中国古代科学的精髓，是中华民族的伟大创举；中医药文化是中国的国粹，植根于五千多年丰厚的中国传统文化。

习近平总书记指出，中医药学凝聚着深邃的哲学智慧和中华民族几千年的健康养生理念及其实践经验，是中国古代科学的瑰宝，也是打开中华文明宝库的钥匙。

实施中医药文化传播行动，推动中医药文化贯穿国民教育，培植中医药发展沃土，让中医药融入中国人生活，特别是融入广大青少年的学习生活，就是坚定中医药文化自信，贯彻落实《中共中央 国务院关于促进中医药传承创新发展的意见》的具体行动。

因势利导，顺势而为，这套书，就是在这样的背景下应运而生的，分上、下两册，方便小读者阅读。

小学生人生经验和阅历欠缺，很难跟厚重的中医药文化建立情感联结，而且中医药学知识点多面广，深奥难懂，极易带来枯燥无味之感。因此，从编撰之初开始，如何让《我爱中医》这套书更接地气儿，贴近同学们的学习实际，贴近同学们的日常生活，一直是编写组思考并努力

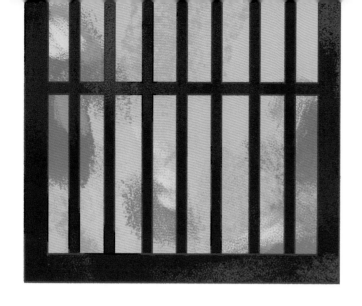

破解的问题。

几经研讨，反复推敲，我们确定了《我爱中医》的编撰原则：取材名家、讲好故事、通俗易懂、生动活泼、有用实用。让同学们在阅读图文并茂、妙趣横生的中医药故事时，学有所思、学以致用，接受中医药文化的启蒙，感悟中医药文化的博大，体会中医药的神奇，领略中医药的无穷魅力。

需要说明的是，我们选编的故事，有的来自古籍正史，有的来自神话故事，有的来自民间传说，有的来自归纳演绎。正因为来源渠道多，加之囿于时间及水平，难免不够严谨、不够精准、不够全面，恳请读者朋友们不吝指正，以便我们再版时修订。

《我爱中医》的编写得到了方方面面的支持和帮助，引用了线上线下的诸多文章著作，借鉴了众多专家学者的研究成果，在此一并致谢！

少年智则国智，少年强则国强。

春风化雨，春华秋实。今天，我们播撒中医药文化的种子；明天，我们必将迎来中医药文化的叶茂枝繁。

编者

目录

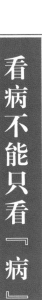

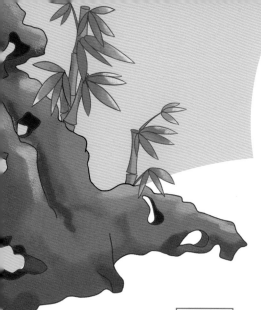

辑一　治病其实很简单

『真传一句话，假传万卷书。』

中医药文化博大精深，但中医之道其实又很简单！

我们常说，生命在于平衡。中医认为，人体平衡就健康，人体失衡就生病。

如何保持身体平衡，就是中医的养生；如何纠正身体失衡，就是治病。

中医诊断就是寻找身体之偏，治疗就是纠偏扶正。

无论什么病，无论病多重，人体平衡恢复了，病就好了。

这就是『辨证论治』，也是中医学的两大核心理念之一。

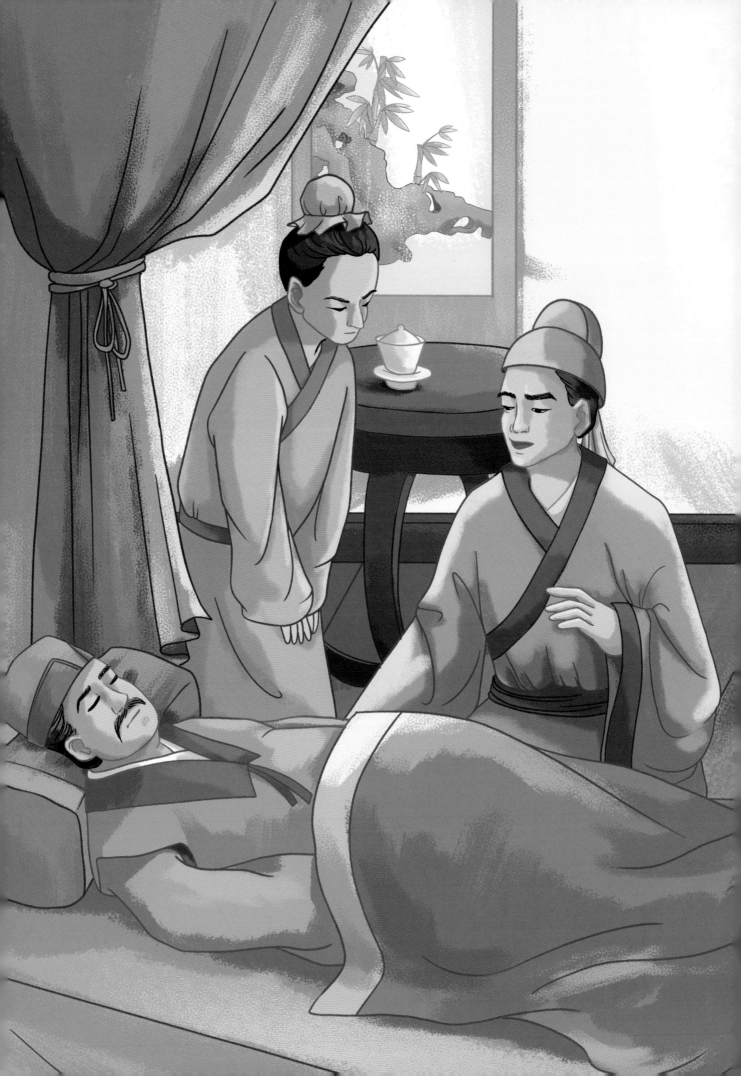

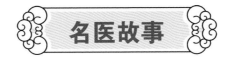

梁新姜汁救富商

这个故事发生在唐朝。

一天夜里，一艘高大的客船静悄悄地驶入湖北江陵地界，停泊在岸边过夜。静谧的夜色笼罩着一片安详的江陵城，船上的众人吃过晚饭，便纷纷回到客舱，熄灭烛火，躺下歇息，消除一天旅行的疲劳。

半夜时分，客舱二层突然传出一阵躁动，紧接着，一间屋子的灯被点亮了，窗纸上映出一个瘦小的人影，急匆匆地在屋里走来走去，还伴随着焦急的呼唤声。

很快，隔壁房间的灯也亮了，走出一个年轻人，玉树临风、仪表堂堂。他轻轻敲了敲邻居的门，问道："可有什么事吗？需要帮助吗？"

门很快开了，应门的是个瘦小的伙计，他一脸的抱歉，也一脸的焦急，看着年轻人说："先生，实在是对不住，我家主人突然晕倒了，小的也不知道该怎么办才好！"

突然晕倒？

年轻人一愣，说道："你先别急，我叫梁新，武陵人，粗通岐黄之术，能不能让我看看你主人？"

"谢谢先生，谢谢先生！"伙计一边说，一边把梁新让进了屋里。

梁新来到床前，只见一个肥胖的商人仰卧着，四肢僵硬，嘴角边还挂着未擦净的涎水，气若游丝。

梁新赶紧诊脉，又翻看了商人的眼皮，闻了闻他口中的气味。

"先生，我家主人，他这是怎么了？"伙计盯着梁新，紧张地问。

"可能是食物中毒。"梁新说，"这两三天，你家主人有没有在外面用餐？"

伙计十分肯定地说："没有，我家主人很少下船，也从不在别处吃东西。"

梁新又问："他平常都喜欢吃什么？"

伙计说："我家主人特别喜欢吃竹鸡，每年都要吃上一百多只。最近刚买了一些竹鸡，带到船上，晚上的菜肴里还用了大半只呢。"

梁新听后，微微点头，说道："这就对了！"

仆人精神一振，连忙问道："先生，您的意思是我家主人有救了？"

"应该有救！"

"谢谢先生，要用什么药？"仆人着急地说，"您开方子，小的这就去买！"

梁新说："简单！你去找些生姜，弄一碗姜汁拿来。"

伙计连忙照办，很快，一碗姜汁就端了过来。

按照梁新的要求，伙计撬开商人的嘴巴，把姜汁灌了进去。

果然，过了不到半个时辰，那商人就苏醒过来了。

伙计松了口气，对梁新竖起大拇指："先生，您真神！难道这竹鸡也有毒吗？"

"不是竹鸡有毒，是半夏有毒。"

"半夏有毒？"

"竹鸡与别的禽类不同，它们特别喜欢吃半夏，半夏有毒，吃了半夏的竹鸡体内也会存留一些没有排出的半夏毒。你家主人常吃竹鸡，日积月累，便也中了此毒。喝姜汁就是为了解这半夏之毒啊！"

"原来是这样啊！"伙计恍然大悟，"那主人以后还能再吃竹鸡吗？"

"哈哈，烹饪时加姜便可！"梁新笑着说。

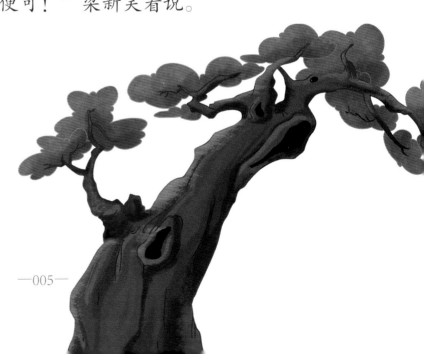

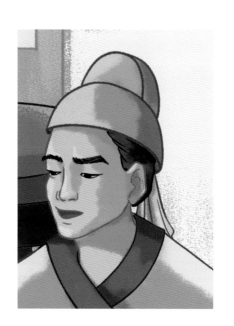

梁新，唐代朗州武陵（今属湖南常德）人，唐朝中期著名医家。梁新精通医术，因医术精湛官至尚医奉御（当时最大的医官）。

梁新"姜汁救富商"的案例，被宋代孙光宪记载于《北梦琐言》，广为后世称颂。

脑洞大开

1. 故事中的商人为什么突然晕倒？

2. 梁新是一个懂得活学活用的古代名医，在这个故事中，他的活学活用体现在哪里？

学以致用

生姜能解鱼蟹"寒"

鱼蟹是我们餐桌上的"常客",但它们性偏寒凉,不宜多吃,吃的时候也要配上合适的调料,才能不伤身体。

谁是烹饪鱼蟹时最佳的调料呢?

紫苏和生姜。

紫苏和生姜是厨房中常见的两种调味品,也是药性辛温的两味中药,更是烹饪鱼蟹时不可或缺的两个好帮手。

元朝无锡画家倪云林,是一位美食大家,写下菜谱一册,取名《云林堂饮食制度集》,在古今美食界皆有口碑。其中有"煮蟹法"一条,特别提到了紫苏和生姜。紫苏味辛,作为调味品,去腥气,又兼中和螃蟹寒凉之性的功效。生姜能温肠胃、止呕吐,与紫苏同时使用,对胃肠的保护作用会大大增强。

因此,蒸螃蟹时,给螃蟹盖上一片紫苏叶的"小被子",吃螃蟹时,蘸料里面放姜末或加姜汁,就能增味又健康啦!

同学们,你学会了吗?

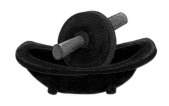

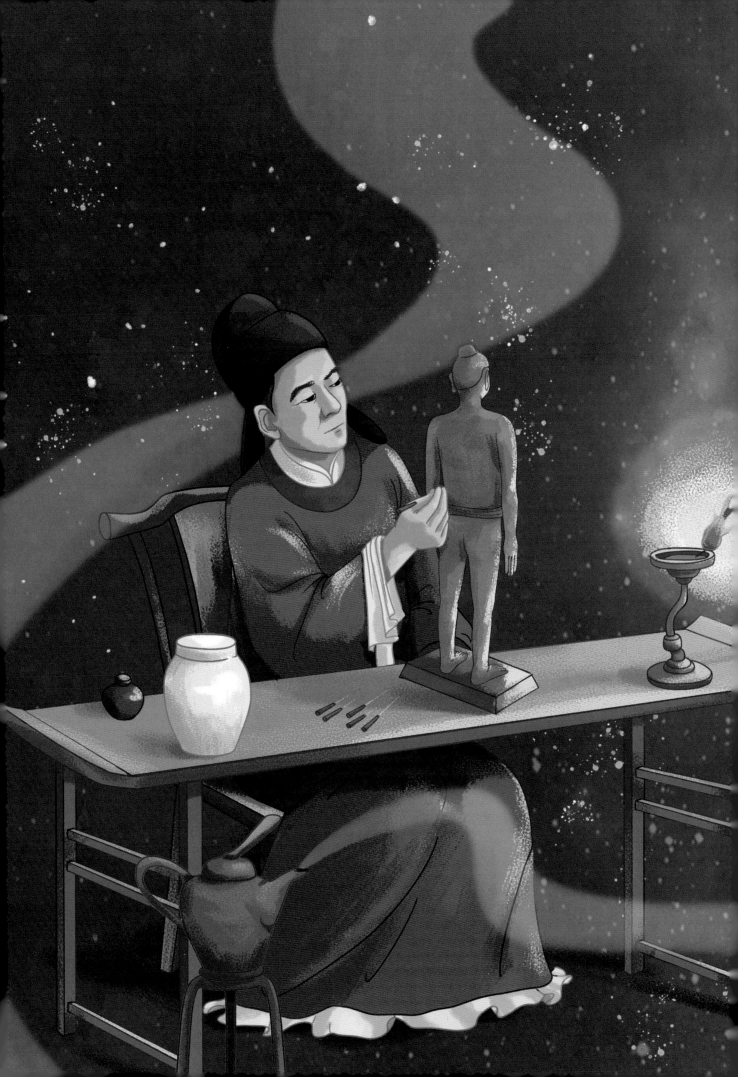

惟一匠心铸铜人

北宋仁宗天圣年间的一天，翰林医官院七品医官王惟一被人匆匆请到酒楼，一针救活了犯了尸厥证（假死）的大词人柳永，自此名声大振，但同时也招来了同行医官的嫉妒。

这件事发生的第二天，医官们正在院子里以此为谈资闲聊，突然一位内侍跑进来说："皇后难产，急召太医进宫诊治！"

作为医官院最高领导的院使，立即带着王惟一等三位太医拿上药箱，跟随内侍进宫。

院使为皇后仔细看诊后，说："胎儿过大，皇后无力生产，可以用针刺的方法催产，依据唐人针灸典籍，须针刺合谷、三阴交和足三里这三个穴位。"

皇帝正要点头，一直侍立一旁的王惟一却突然插话道："敢问皇后近几天的饮食情况如何？"

一名宫女立即禀报说："皇后近日偏头疼，头晕目眩，什么东西都吃不下。"

王惟一说："那么仅针刺这三个穴位，恐怕不足以解决问题，还应当在太冲、中脘、阴陵泉施针才行。"

院使一听，很不高兴，问道："有何依据？"

王惟一解释说："唐代人对腧穴的认识还不够精准，所以不能完全依赖唐人针灸典籍，微臣整理的《明堂经》可供参考。"

皇帝接过王惟一呈上的书卷，匆匆翻了一下，只见里面密密麻麻都是字，看着就头蒙，便说："这书缺乏直观图示，让我难以相信你啊。"说罢，便命院使为皇后施针。

这院使正因为昨天王惟一大出风头而嫉妒不已，此时当然不会把他的建议放在心上。结果，施针一个多小时了，不但皇子没能生出来，皇后都快不行了。

毕竟是两条人命，王惟一焦急万分，也顾不了那么多，赶紧向皇帝进谏："时间太久了，如果再不加刺三针，后果不堪设想啊！"

此时，皇帝也感觉不对劲儿了，听王惟一这么一说，便赶紧让他为皇后施针。

王惟一三针下去，皇子呱呱坠地，母子平安。

"这小小的银针竟这般神奇，应该好好总结推广啊！"皇帝对王惟一说，"针灸之法，关系到病人的性命。你回去后，一定要认真地总结和钻研，为黎民百姓造福啊。"

王惟一领受皇命，又拜访了很多有经验的医生，并结合自己的经验，重新整理了《明堂经》。同时，他心中一直记着皇帝那天看到书卷时的表情，也一直在想，有没有一种办法，能让书卷上的知识更直观地呈现出来呢？

夜晚，王惟一仰望着满天的繁星，突然灵光一闪，人身上的穴位不正如这苍穹中的星子一般吗？人们为了认识苍穹，绘制了星图。我是不是也可以把穴位绘制成一张大大的、立体的星图呢？

于是，王惟一向皇帝讲述了自己的想法，皇帝听后大加赞赏。

历时三年，《铜人腧穴针灸图经》编成颁行；次年，王惟一设计并主持铸造的两具针灸铜人也大功告成。

这两具铜人和真人一般大小，躯体、脏腑可合可分，体表刻有针灸穴位名，共 657 个腧穴。考试时里面注满水，用黄蜡封住，只有当取穴准确时，水才会流出。其构思巧妙，令人叹为观止。

皇帝非常高兴，下令将一座铜人放在医官院，让医生们学习和考试时使用；一座放在大相国寺，让天下百姓参观瞻仰。

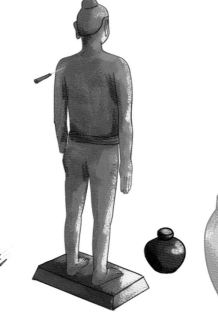

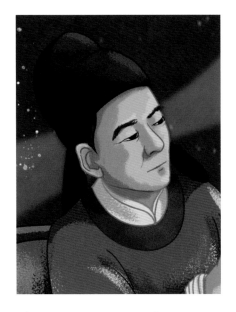

王惟一（987—1067），又名王惟德，相传为河南南阳人，中国著名针灸学家之一，出生于医学世家。北宋仁宗时期，王惟一任翰林医官、太医局针灸学教授，他是集宋代以前针灸学之大成者，曾被皇帝誉为"天下第一针"。他对针灸医学的贡献主要有三：一是考定《明堂针灸图》，二是铸造世界最早的针灸铜人模型，三是撰写《铜人腧穴针灸图经》并将其刻于石碑流传。

脑洞大开

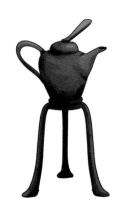

1. 王惟一铸造针灸铜人的目的是什么？

2. 人体常用的穴位，你知道几个？请找一找，说一说。

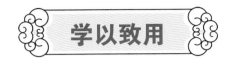

学以致用

巧按穴位祛病痛

人体的穴位有很多，每个穴位都有它神奇的作用。用一些简单的手法，就可以解决一些常见的问题。

1.人中穴治疗手脚麻木。用大拇指指尖使劲儿掐（或按压）人中穴，以接近难以忍受为度，一般在20秒左右就可缓解症状。

2.迎香穴治疗鼻塞。感冒之后鼻塞令人很难受，按揉鼻翼两侧的迎香穴，持续几分钟，会很快缓解症状。

3.合谷穴治疗晕车。提前或者晕车时，用力掐（或按揉）合谷穴。此法还对缓解一般的头疼、牙疼、鼻炎等病症有很好的效果。

4.太阳穴缓解疲乏。上课打瞌睡，可以按揉太阳穴，给大脑以良性刺激，能够解除疲劳、振奋精神。此法还可以缓解头痛、偏头痛、眼睛疲劳、牙痛等病症。

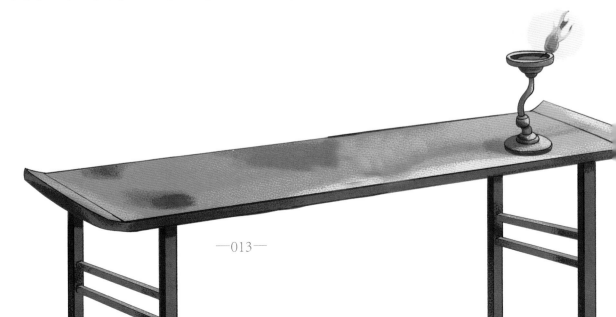

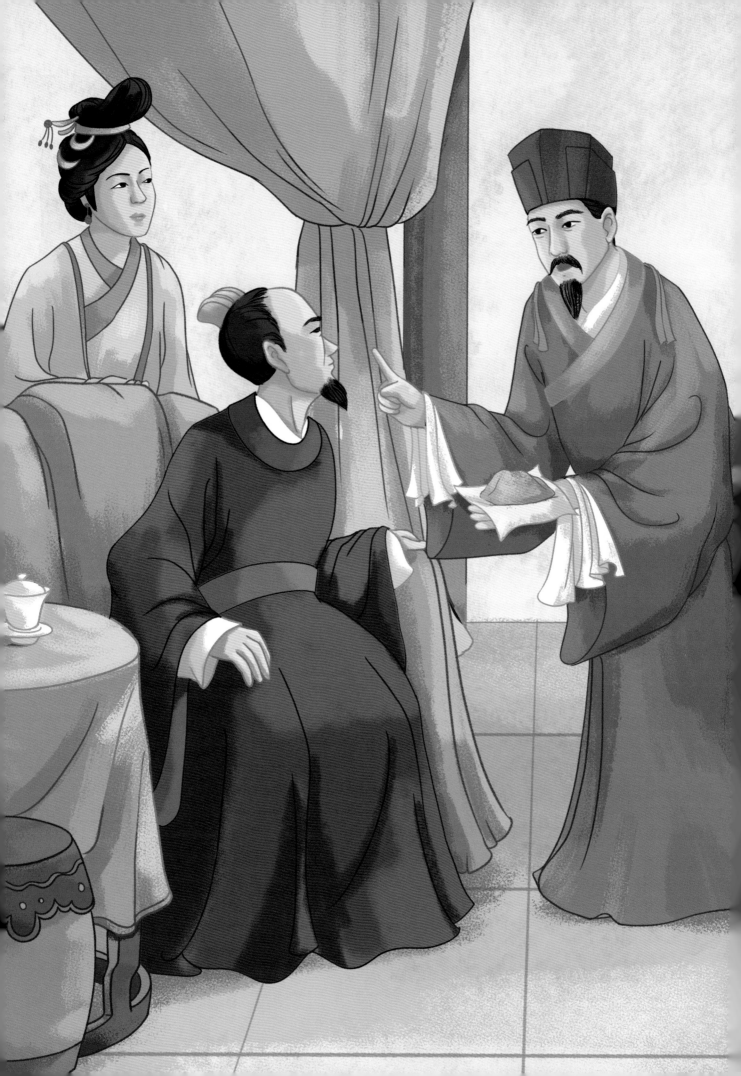

钱乙黄土救皇子

北宋时期，山东有个医生叫钱乙，他特别擅长给小孩子治病，曾经因为治好了长公主女儿的病而被封为翰林医官。传说他有着十分神奇的医术。

宋神宗元丰年间，神宗皇帝的第九个儿子仪国公突然生病了。这位神宗皇帝，说来不幸，他共有十四个儿子、十个女儿，但其中的八位皇子和六位公主都是不及成年就去世了。因此，这回仪国公生病，神宗皇帝相当紧张。

仪国公得的是手足痉挛的病，就是民间俗称的抽风。抽风的症状在很多小儿疾病中都会出现，太医们看了半天也没弄明白小皇子得病的原因，治疗起来自然效果不佳。

正当宋神宗又急又气、愁眉不展的时候，长公主来了。

"我知道有个医生，虽然出身草野，但医术十分高明，我女儿上次病危，就是他给救活的。"长公主说，"陛下您可以把他找来试试。"

宋神宗一听，郁闷的心里升起了一丝希望，忙问道："他是谁呀？"

长公主说："他叫钱乙，现任翰林医官，就住在京城呢。"

那还等什么！宋神宗立刻下令，宣钱乙进宫。

钱乙很快被带到了皇宫，开始认真诊察病情。诊断了一会儿之后，钱乙对陪同的侍者说："小皇子的病，应当温补脾胃，用黄土汤治疗。"

此话一出，太医们都蒙了，这黄土汤不是治大便带血的方子吗？怎么看都跟抽风没有关系呀！于是纷纷用眼神交流想法——

"我没听错吧？黄土汤能治抽风？！"

"人命关天，不可不慎重啊！"

"万一仪国公有个三长两短，只怕陛下一怒，钱乙也性命难保啊！"

一时间，众位医官忧心忡忡，一方面担忧仪国公的病情，一方面怕受到钱乙的牵连，表情各不相同。

神宗皇帝也不懂医，既然钱乙这么说，又有长公主作保，那就这么治吧！

于是，如法煎药，给小皇子喝下，结果药刚下肚不久，抽风就止住了，可谓立竿见影。

这可把神宗高兴坏了，他当着医官们的面把钱乙一通猛夸，之后又问道："爱卿，这区区黄土怎会有如此奇效呢？"

钱乙不疾不徐地回答说："陛下，这黄土汤中用的可不是一般的黄土，而是砌在灶台底部，被火反复灼烧的那些黄土，它叫灶心土，也叫伏龙肝。这些土长年累月吸收火的力量，是温补脾胃的良药。"

看到神宗还是面露不解之色，钱乙又补充说："小皇子的手足痉挛，就好比是风吹树摇，小树根基不稳，风一吹便会剧烈晃动。此时，给小树培土，就能使树根稳固，风吹时便不会剧烈摇动了。脾胃是人身体的根基，灶心土补了脾胃，小皇子的痉挛自然也就止住了。况且诸位太医用药治疗得差不多就要好了，我只是很凑巧在这个时候加了把劲儿而已。"

宋神宗听后拊掌大笑，十分满意，当即封钱乙为太医丞，也就是太医院的副院长。

从此，上至皇亲国戚，下到百姓人家，都希望邀请钱乙来治疗疾病，钱乙更加忙碌了。

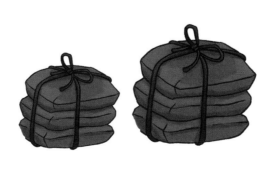

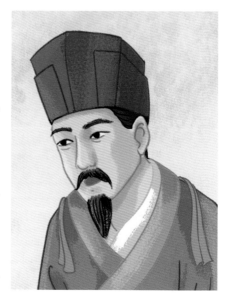

钱乙（约1032—1113），字仲阳，宋代郓州（治今山东东平）人，祖籍钱塘（今浙江杭州）。我国宋代著名的儿科医家，被后人尊称为"儿科之圣""儿科之鼻祖"。根据他的医学论述整理而成的《小儿药证直诀》是我国现存的第一部儿科专著。

钱乙创制了很多有效的方剂，如痘疹初起的升麻葛根汤，治小儿心热的导赤散，治小儿肺肾气急喘嗽的泻白散，治肝肾阴虚、耳鸣、囟门不合的地黄丸，治脾胃虚寒、消化不良的异功散等，迄今还是临床常用的名方。

脑洞大开

1. 后世怎样尊称钱乙？

2. 为什么皇帝要封钱乙为太医丞？

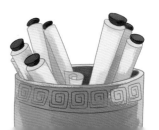

如何让脾胃更健康

这个故事中提到了一个词——脾胃。

中医经常把脾和胃一起说，就是"脾胃"，胃的作用是把吃进肚中的食物腐熟成小碎末，脾的功能是把食物和水中的营养物质进行吸收，转化成"精微"，输送到全身各处。由此可见，中医说的"脾"和西医中的"脾"是不一样的。

脾胃不好的人容易吃东西不香、四肢瘦弱、面色发黄，还容易拉肚子、上课注意力不集中、抗病力差。

经常吃零食、挑食偏食、边吃饭边看电子产品、贪吃冷饮，都会对脾胃造成伤害，只是过程很慢，时间久了，影响了长个子和身体的抗病力，这时才会引起注意。

如何让脾胃更健康呢？

摩腹是个好办法！

睡觉之前，躺在床上，用手掌顺时针在肚脐周围摩肚子（如右图），力道不轻不重，每次1—3分钟，坚持下来，就能够让我们的脾胃更健康，还能帮助我们快快进入梦乡呢！

同学们，坚持做做看吧！

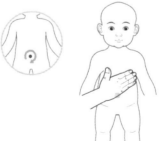

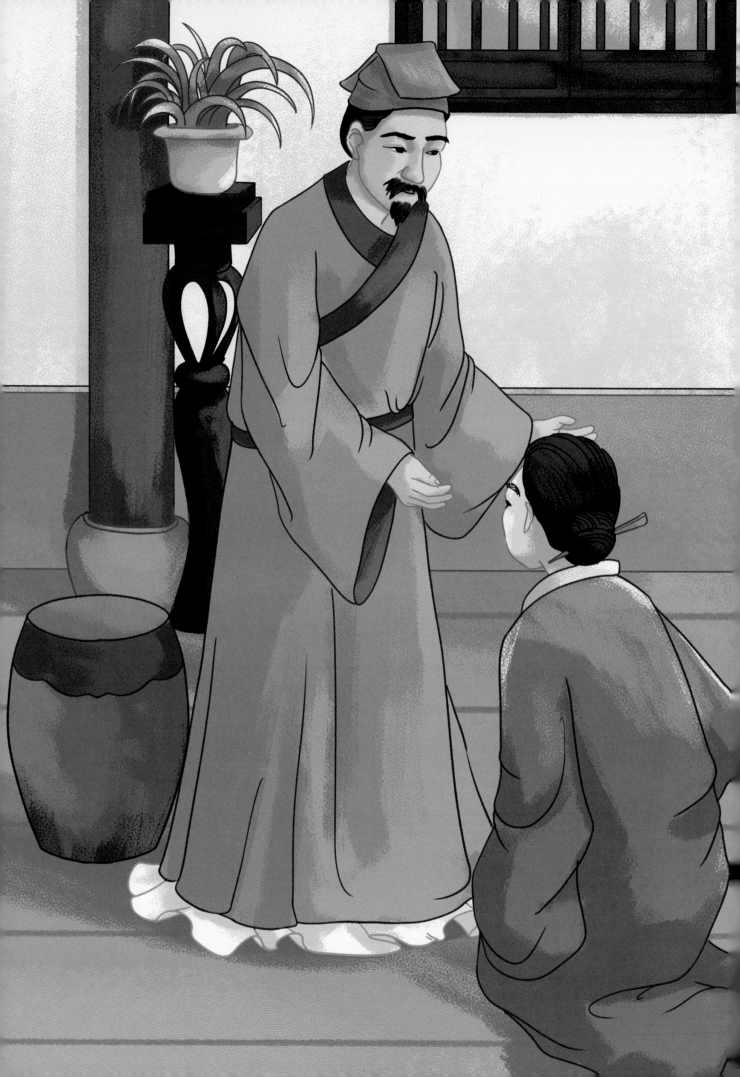

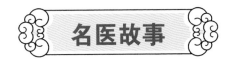

子和杯水醒醉婴

一个小婴儿，没有沾到一滴酒，却醉了！这是怎么回事呢？

故事发生在金代。

有一天，陈州城里突然贴出了一张榜文，说是长史家的小公子得了怪病，已经昏睡了三天三夜，现张榜求医，如能医好的，定重金酬谢。

虽然这"昏睡病"听上去十分古怪，但重赏之下必有勇夫，告示一出，不少大夫就信心满满地前往长史府上了。可奇怪的是，这些大夫自从进了府，就再也没出来。

这是为什么呢？

原来，这些大夫看了病儿之后，几乎都认为是孩子在睡觉的时候受到了惊吓，所以才昏睡不醒的。但要用什么办法医治呢？

一群大夫争论不休，长史大人更加烦恼，自己的孩子出生以来一直健健康康的，怎么突然就得了惊病呢？

正当这个时候，门外的仆人来报："张子和先生已经请来了，就在屋外。"

一听"张子和"这个名字，正在争论的大夫们全都闭了嘴，纷纷退让开来。原来，张子和声名烜赫，最善于攻邪扶正，自创一派，每日求他看病的人不可计数，能请他过来实属不易。

长史大人赶紧把张子和请进屋。张子和径直走到床前，认真地给孩子诊起脉来。过了一会儿，他抬头看了看围着的大夫和仆从，问道："平日里是谁在照顾小公子？"

一个妇人赶紧出列。长史介绍说："这是孩子的乳母何氏。"

张子和点点头，对长史说："大人请放心，小公子两手脉象平和，不是惊风。接下来我要和乳母仔细问诊一些其他情况，再开处方。"

长史一听，赶紧把屋里的其他人都搀了出去，自己也走到屋外，静静等候。

等众人离去，张子和轻声问道："你三日前是否曾醉了酒？"

乳母一听这话，当即扑通一声给张子和跪下了，恳求道："先生千万不要告诉我家老爷呀！三天前，夫人把煮的酒赐给我，味道非常美，我连喝了三杯就睡着了。可我们乳母吃东西有很多禁忌，尤其不能喝酒，这事儿如果被老爷知道，我就待不下去了！"

张子和扶起何氏，温和地说："陈酒味道甘甜，酒气容易在心胸中留恋不去，这个时候给婴儿喂奶，小儿也便会跟着一起醉了，所以才会一睡不起。你也不必惊慌，按照我的方子煮一杯水给小公子喝下就会好了。"

说罢，张子和提笔，在纸上写了几味解酒药。乳母赶紧煮成茶水给婴儿喂了下去。

果然，一盏水还没有喂完，小公子就醒了过来。

张子和善于观察和问诊，发现小儿昏睡不醒，却脉象平和，判断是因吃了醉酒乳母的奶所致，识得病本，一举治愈。同时，他体贴乳母的处境，屏退众人查问病因，更体现了医者的仁慈之心。

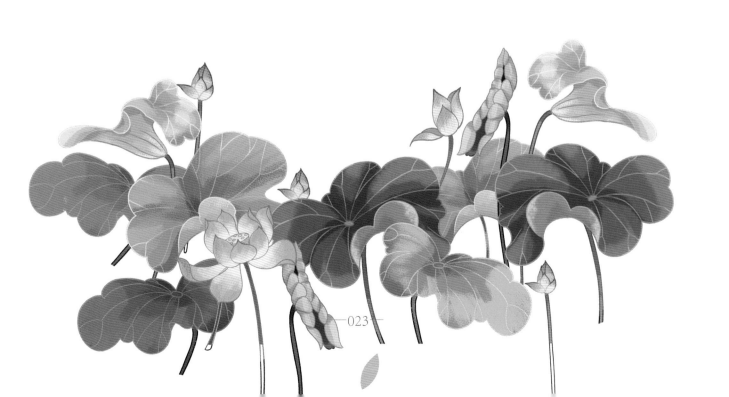

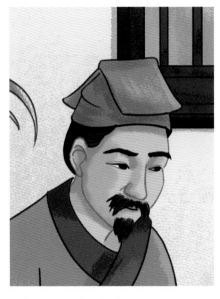

张子和（约 1156—1228），名从正，号戴人，睢州考城（今河南民权西南）人，中国金代医学家，攻邪派的创始人，与李杲（东垣）、朱震亨（丹溪）、刘完素（河间）并称"金元四大家"，他一生著述颇丰，著有《儒门事亲》等。

张从正自幼喜欢读书，认为"学不博而欲为医难矣"，就是说如果学问不够渊博，就不能成为一个好医生。张从正治学态度诚实、谦逊，值得我们学习。

脑洞大开

1. "金元四大家"指的是哪四位医家？

2. 长史家的小公子为什么昏睡不醒？

3. 你觉得张子和为什么要单独问诊乳母？

醉酒了该怎么办

古时候人们饮用的是粮食酒，是用米、麦、高粱等和曲酿成的一种饮料。酒可以入药，也可以用来炮制药材。酒有很强的偏性，不能多喝，未成年人更是不能喝酒。

如果家里有人喝酒易醉，可以用下面的方法解酒：

1. 葛花蜂蜜茶。葛花10克，温水浸泡后，调入适量蜂蜜，喝酒前和酒醉后，都可以饮用。

2. 葛根茶。葛根15克（鲜品加倍）、冰糖5克，沸水冲泡后饮用，冲饮至茶味淡为止。

3. 白茅根茶。白茅根30克（鲜品加倍），开水浸泡或煮水喝均可。

4. 水果汁。取甘蔗、生梨、西瓜、荸荠等的任一种，榨汁饮用即可。

如果饮酒过多觉得心脏不适，可不停点按手臂内侧的内关穴，每次3分钟，停1分钟再按，就能迅速调整心律，改善不适。

同学们，你知道该怎样照顾醉酒的家人了吗？

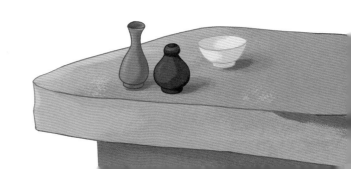

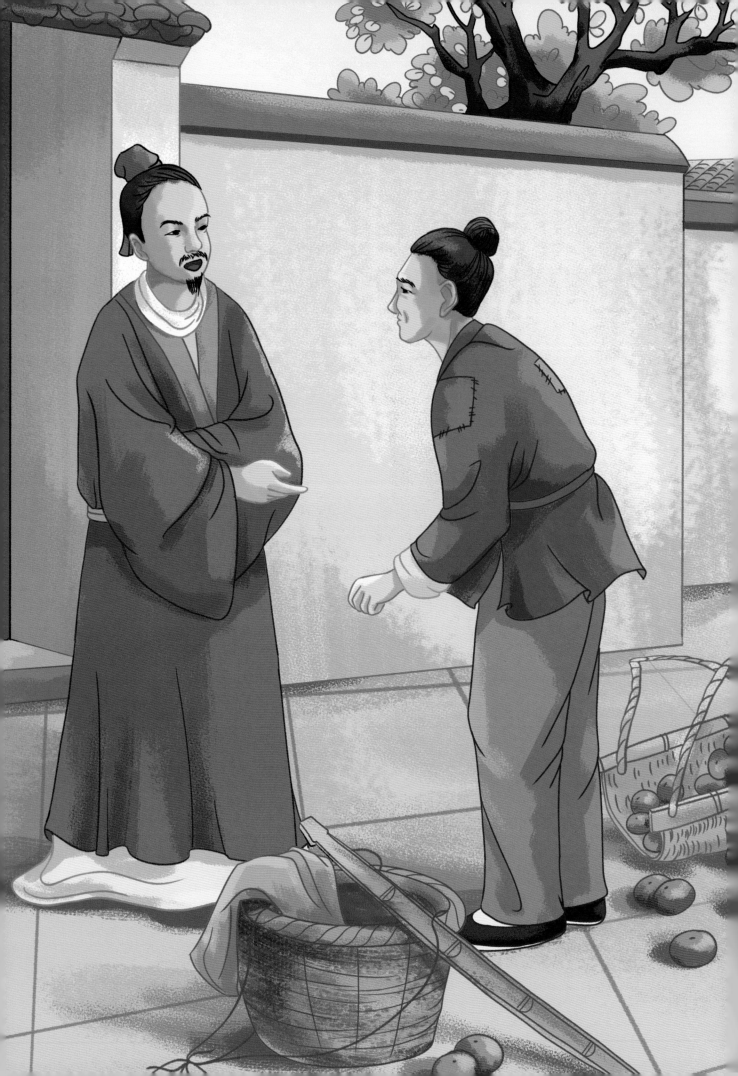

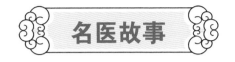

丹溪飞踢愈腰伤

朱丹溪其实并不叫朱丹溪，丹溪是他居住的村庄的名字。一座村庄的名字怎么变成了一个人名呢？

元朝时期，义乌双林乡蜀山里出了一位名医，名叫朱震亨。他医术高超，常常能药到病除；他性格豪迈，为人侠义，爱打抱不平。因此，朱震亨深受老百姓敬重，闻名遐迩。

有一天，朱震亨出诊，刚走到城门口，就见一群人围在那里，还不时传出吆喝和叫骂声。他赶紧过去，拨开人群一看，原来是一帮混混正在推搡一个农民。

这群混混算是当地一霸，平素欺行霸市惯了，进城做买卖的百姓大多受过他们的骚扰，无奈他们人多势众，又有些拳脚功夫，因此百姓们敢怒而不敢言。这回大伙儿瞧见朱震亨来了，知道他是个好打抱不平的，便主动向他说起事情的原委来。

"那个农民是卖橘子的，第一次进城，正赶上这群混混出来，拿了他的橘子又不给钱，争论了两句就推搡起来了，真是可怜！"

"他怎么可怜啦？不知道进城做生意都得交保护费吗？"

站在旁边的一个混混一边恶狠狠地强词夺理，一边夺过路人手中的扁担，趁农民不备，狠狠地朝他后背腰脊处打去。

这一下来得又快又狠，所有人都来不及反应，只听见那农民一声惨叫，顿时面色蜡黄，一个屁股蹲儿跌倒在地。

朱震亨赶紧上前一步，一把抓住了混混的扁担，抬起脚就朝农民受伤的腰脊处踢了一脚，然后冲着混混们轻描淡写地说："算了，算了。"

这算什么？

堂堂朱震亨居然和流氓混混同一路？围观的人群瞬间寂静了下来，每个人脸上都挂满了不可思议，就连混混们都惊呆了。

混混头子看了看满地散落的橘子，又看看朱震亨，惊讶于一向爱打抱不平的朱震亨没替农民说话，同时也实在害怕朱震亨后面还藏着什么大招，便赶紧顺坡下驴，指着农民说："看在朱先生的面上，这回饶了你。"说罢扬长而去。

混混走了，围观的百姓可炸锅了，纷纷对朱震亨报以怀疑。

"这还是咱们认识的朱先生吗？"

"难道关于他的传闻是假的？"

"朱震亨也不过如此嘛！"

跌倒在地的农民更是不理解，就连面对朱震亨伸过来的手，也理都不理，自己从地上站了起来。

朱震亨收回了僵在半空中的手，苦笑着说："你不要急，我问你，你挨了一扁担，马上倒在地上，你还记不记得当时耳朵里发出嗡嗡的声音，两条腿全都麻了？"

　　农民想了想说："是啊，那又怎样？"

　　朱震亨说："我刚才踢你一脚，是因为你的腰部当时已经受损移位，如不及时复位，将会引起终身瘫痪。踢了你以后，你感觉又是怎样的呢？"

　　农民一想，对呀，挨了这一脚后自己不是反倒能站起来了吗？原来这一脚是在替我治伤啊！于是他赶紧拱手赔罪："对不起朱先生，是我错怪您了！"

　　"无妨，无妨。"朱震亨笑着摆摆手，又替农民仔细检查了一遍伤势，并用药替他敷贴，还给了他一些七厘散，要他用酒吞服。没几天，农民的伤就痊愈了。

　　就这样，朱震亨"一记飞踢愈腰伤"的故事便流传开来，他的医术和义举更加闻名了，等到后来，人们为了表示对他的尊敬，就称他为"丹溪先生"或"丹溪翁"了。

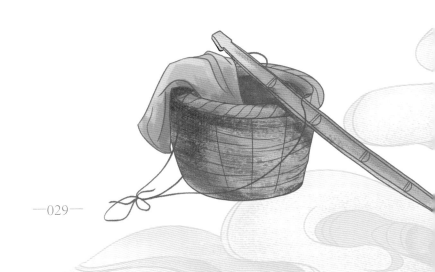

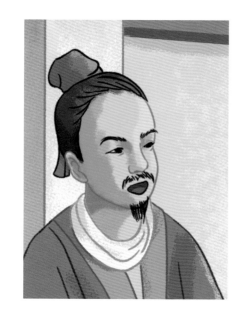

　　朱丹溪（1281—1358），名震亨，字彦修，义乌（今浙江义乌市）人，"金元四大家"中"滋阴派"的创始人，著有《格致余论》《局方发挥》《素问纠略》等多部医学作品。

脑洞大开

　　1.朱震亨"丹溪先生"的称呼是怎么来的？

　　2.朱震亨为什么不直接打混混们一顿，而是采取了故事中的做法呢？你赞同他的处理方法吗？

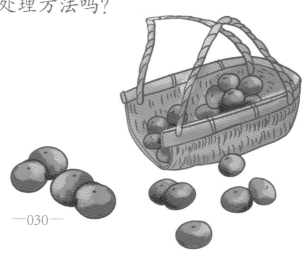

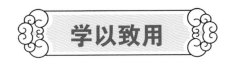

"闪了腰"该怎么办

故事中混混用扁担打伤了农民的腰,朱丹溪飞起一脚让农民受损的部位复位,可谓是艺高人胆大。如果换了现在,人腰部损伤移位,出现了故事中描写的症状时,可千万不要自行复位,一定要及时前往医院,检查治疗。

对于并不严重的急性腰扭伤,也就是通常说的"闪了腰",我们可以采取以下方法应对:

1. 按揉委中穴。委中穴连接我们的大腿和小腿,前面是膝盖,后面是腘窝。腘窝的中间就是委中穴。委中穴是中医针灸四总穴之一,按揉委中穴可治疗腰、背和腿部的疾病,还能缓解腹痛、拉肚子、遗尿等症状。

2. 点按中渚穴或腰痛点。中渚穴位于手背部,第4—5掌骨间;腰痛点位于手背部,第2—3掌骨及第4—5掌骨之间。用大拇指指尖用力点按以上穴位,持续几分钟,可以很快缓解疼痛。

小朋友们,记住这些穴位的位置和用法,在生活中帮助更多的人吧!

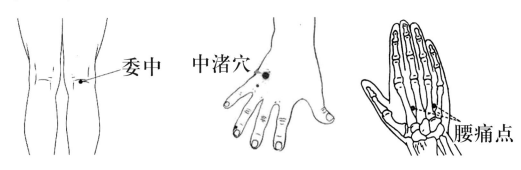

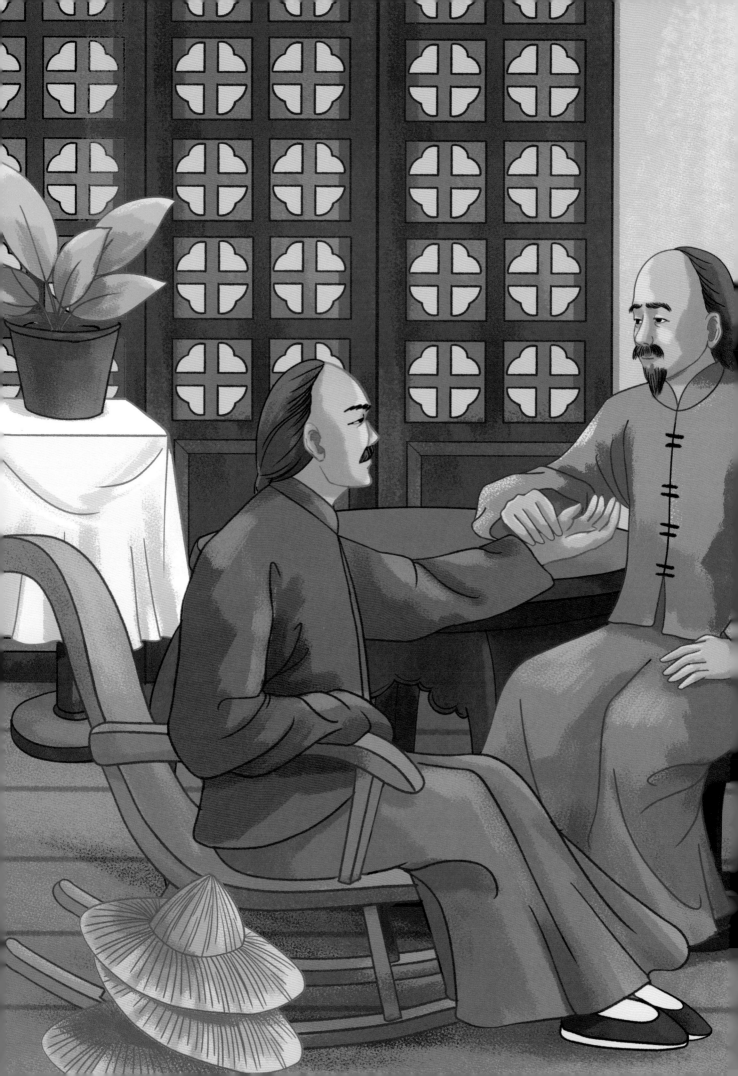

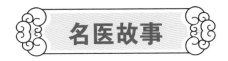

扫码听故事

傅山草帽做药引

一顶草帽能干什么？

能遮风，能挡雨，能防晒！如果我说它还能治病，你信吗？

清朝初年的时候，晋中某城发生了一件怪事。

每天清早，都会有一个穿着讲究的人赶往城门口，一待就是一天，他认真观察来往行人，一见挑担、推车的脚夫，就要摘下人家的帽子看，有时还会花重金把那旧草帽、旧毡帽买下来。

别人问他买旧帽子做什么？他回人家："做药引！"

这是怎么回事呢？

原来，此人人称"李掌柜"，原本是个精明的生意人，单名下的商号就开了十几家，整天不是坐在桌前打算盘，就是躺在床上看账本，忙得不亦乐乎。李掌柜对自己的身体格外爱惜，因为有钱，还很能赚钱，所以肉蛋鲜果、山珍海味，凡是好东西，一概不拒。

可即便是这么个保养法，李掌柜还是病了，而且病得不轻，整天昏昏沉沉的，睡多长时间也睡不醒，面对再好吃的饭菜也没胃口，整个人无精打采，目光呆滞。

这可把李掌柜一家急坏了，他们四处求医问药，结果一个月的药吃下来，李掌柜的病不仅没好，反而更加严重了，人也瘦了整整两圈，从一个大腹便便的富家翁变成了一个形销骨立的黄脸汉。

正当李家人一筹莫展的时候，忽然听到了一个好消息——名医傅山四处游历，这会儿正好来到了晋中。

家人二话不说，赶紧去请。

傅山对李掌柜进行了一番仔细的望、闻、问、切，然后说道："您是劳心过度，以至于损伤肝脾。病情虽重却还有一线生机。"

"那您就快开药方吧，多贵的药都没关系！"听说自己还有救，李掌柜松了口气。

"处方不难，也不贵，只是两味药引难寻。"傅山接着说，"一是人脑百个，二是盘龙草百条。"

李掌柜一听，这刚松下来的一口气又提了上去："这是什么药引子啊，听都没听过。"

傅山解释说："人的头油是人脑之精，都渗在毡帽上，这浸透了头油的旧毡帽就是'人脑'。盘龙草则是人戴过的旧草帽，由于它饱受汗精滋养，故能治病。这两味药引需要你亲自费心去找，找齐了我再给你开方子。"

李掌柜一听，事不宜迟，自己得赶紧找去。于是，李掌柜不坐在桌前打算盘了，不躺在床上看账本了，也不操心自己的商号了，而是每天一大早就跑到城门口，一心一意地找药引，时间久了，便被传成了城中的一大奇事。

功夫不负有心人，药引越找越多，李掌柜的心情也越来越好。一年之后，他终于集齐了所有药引，再次来到了傅山的面前。

傅山笑着对他说："你排除杂念，一心寻药，如今身体已恢复健康，哪里还需要我再开什么药方呢？"

李掌柜恍然大悟，寻找药引这一年中，自己转移了注意力，不再像之前那样劳心费神，也活动了筋骨，不再是长时间坐着、躺着不动，心情越来越放松，食欲也越来越好，可不是已经恢复了健康嘛！原来这药引不是让人吃的，而是让人动起来的啊！

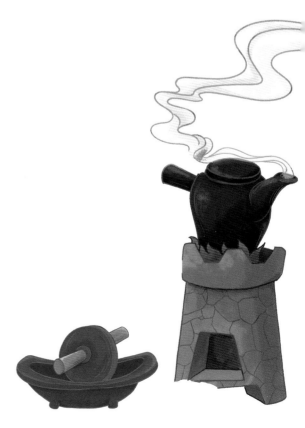

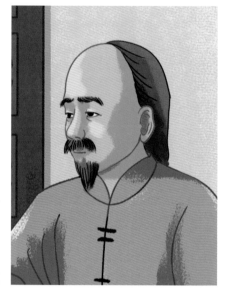

傅山（1607—1684 年），汉族，山西阳曲人，明清之际的医学家、书画家、思想家，初名鼎臣，字青竹，后改字青主，又有真山、浊翁、石道人等别名。

傅山十分博学，除经史之外，兼通先秦诸子，又长于书画和医学。著有《霜红龛集》《傅青主女科》《傅青主男科》等传世之作。

傅山人品高洁，被认为是明末清初保持民族气节的典范人物，与顾炎武、黄宗羲、王夫之、李颙、颜元一起被梁启超称为"清初六大师"。

脑洞大开

1.傅山给李掌柜开出药引子的用意是什么？

2.李掌柜是一位很听话的病人，找药引子用时一年多，如果是你，能做到吗？

什么是药引子

故事中，傅山给李掌柜开出了旧草帽和旧毡帽药引子，主要目的就是让李掌柜改变"除了坐着，就是躺着"的不良生活习惯。

什么是药引子呢？

药引子就是一个药方的"向导"，它能让整个方子中的所有药劲儿往一处使，然后齐心协力把病治好。

比如，白芷是阳明经的"向导"，额头、眉眼部和牙齿是它的"引导范围"。因此，用来治疗感受风寒之后前额痛、眉棱骨痛的方剂中就使用白芷为药引子，让药效更好地到达头面部。

不仅如此，白芷自身的战斗力也十分强大，出现牙龈肿痛、上下牙痛时，用单味白芷10克煮水喝（最好是用黄酒煮）就能达到很好的止痛效果。

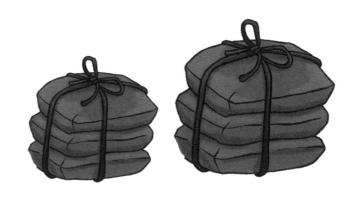

辑二　看病不能只看"病"

忽如一夜春风来，千树万树梨花开。

雪景虽然美丽，人在寒风中却容易受凉生病。疾病与大自然的变化紧密相连。

既生瑜，何生亮？周瑜风华正茂，因为连连遭受军事和外交上的挫败，竟然被诸葛亮的『三气』活活气死。

疾病与精神、社会因素息息相关。

人体的五脏六腑相互影响，人又与自然、社会密不可分，任何的『风吹草动』都可能影响人体健康。

这就是『整体观念』，也是中医学的另一个核心理念。

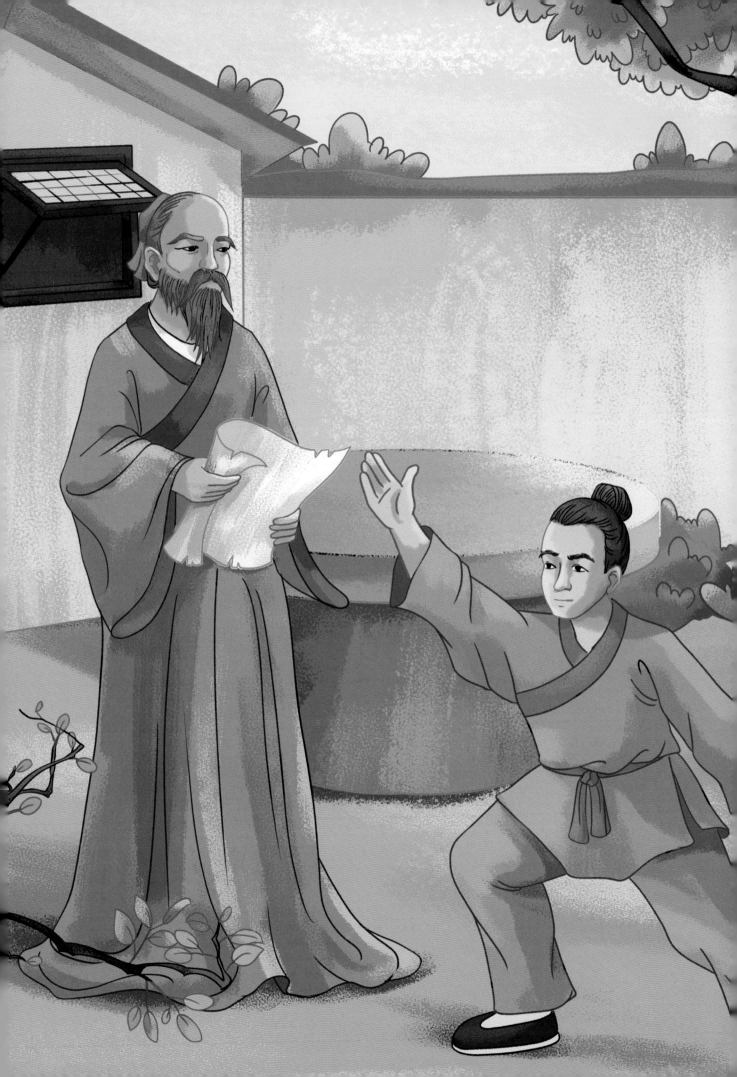

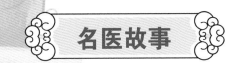

扫码听故事

吴普修炼五禽戏

东汉末年，广陵郡（今江苏扬州一带）一户吴姓人家有个男孩，叫吴普，打小就身瘦体弱，是个"病秧子"。常言说"久病成医"，这小吴普成天与大夫和药物打交道，慢慢地对治病产生了兴趣。

父亲看出，这个体弱多病的儿子是块学医的料。他经过多方打听，得知常年四处行医的华佗，不仅医术高明，而且医德高尚，于是就把儿子送到了华佗的门下。

跟随神医华佗学医不到半月，吴普就发现师父不同常人，真的很神。每天清晨，师父都早早起身，趁露水未干，上山去采集草药；到了晚上，四周一片静寂，灯光之下，师父仍然举着采来的草药与图谱对照，伏在案几上挥毫写作，记录行医心得，忙个不停。

有一段时间，吴普发现，每天天不亮，师父就夹着一卷图，到不远处的竹林中，行色匆匆，十分神秘。有时师父走在路上，也是心事重重的样子，走着走着，还会忽然伸手抬脚比比画画，做着很奇特的舞蹈动作。

这一天，吴普和师父采药归来，已经是日暮时分，经过一条小河时，眼前忽然出现了惊险的一幕：一只斑斓猛虎，突然从草丛里扑了出来，向正在河边饮水的一群麋鹿扑去，眼见得猛虎就要到跟前时，麋鹿发觉了，四散而逃。于是，在丘陵间，猛虎对麋鹿展开了激烈的追逐。

吴普的心一直吊在嗓子眼上下不来。天渐渐黑了，老虎和麋鹿早已不知去向。一阵风吹来，吴普这才发现之前惊出的汗已经变得冰凉，自己全身正不住地打战，他急忙加快了脚步。

回到家中，吴普一连病了几天。等自己的病好了，他发现师父华佗也变了样子。以前师父总是心事重重的样子，现在眉宇间闪烁着恍然大悟的神色，师父的手脚，比过去仿佛更有灵气和灵性了。

"谜底终于揭开啦！"华佗兴奋地对吴普说，"这许多天来，我一直在琢磨这一幅图。"他把一卷白绢打开，只见上面画的是各种各样的人物动作造型：有双臂伸展的，有弯腰折臂的，有跃跃欲试的，有静息凝神的……

"我想自己先弄明白了，然后再教你。我只知道这是秦人留下来的一幅健身图，却不知其中的奥秘所在。那天，在山上遇到猛虎捕食麋鹿，看它们紧张地追逐，我忽然明白了。原来，这图上人的运动，就是在模仿各种动物的动作！你看，这是虎式，这是鹿式，这是熊式，这是猿式，这是鸟式。"

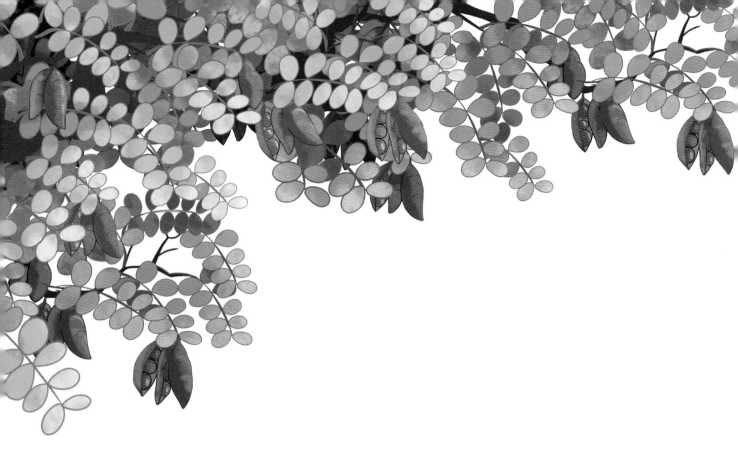

　　可不是嘛，听师父一讲，吴普也茅塞顿开。接下来，吴普就跟随师父华佗，把前人传下来的运动图谱改编成了一套健身操，把虎的凶猛、鹿的轻捷、熊的调皮、猿的灵巧、鸟的轻盈，都融入其中，练习起来很有情趣。因为这套健身操是根据虎、鹿、熊、猿、鸟这五种动物的动作演变而来，所以就叫作"五禽戏"。

　　后来，吴普记住了师父华佗的教导，把五禽戏作为每天的必修课，无论是炎炎夏日，还是数九寒冬，从不间断练习。此外，在行医的过程中，他还把五禽戏传授给来看病的人，让这套健身操渐渐在民间流行起来。

　　因为有了五禽戏，吴普这个小时候的"病秧子"，竟然活到了九十多岁，直到去世前，他仍然牙齿牢固，耳聪目明。

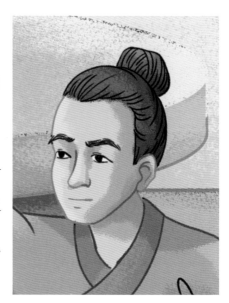

吴普，广陵（今扬州）人，三国时期医药学家，名医华佗的弟子。

吴普所撰《吴普本草》为《神农本草经》古辑注本之一，流行于世数百年，其内容在南北朝贾思勰《齐民要术》、唐代欧阳询《艺文类聚》、宋代欧阳修《新唐书·艺文志》、宋代李昉《太平御览》等书中均有引述。

《吴普本草》对本草药性的叙述较为详明，总汇魏晋以前药性研究之成果，详载药物产地及其生态环境，略述药物形态及采造时间、加工方法等。

脑洞大开

1.五禽戏是由哪五种动物的动作演变而来的？

2.吴普为什么能够健康长寿？

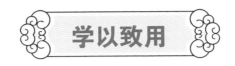

学练五禽戏

一、虎戏。习练虎戏时，需手足着地，身躯前纵后退三次，然后引腰、昂头，如虎行步，前进、后退七步。虎戏气势威猛，能升肾水之气以固肾，肾气固则精气足，气足则五脏六腑皆固。久练能通督脉，督脉通，诸脉皆通，精力自然充沛。

二、鹿戏。习练鹿戏时，需双足着地，回头顾盼两次，然后左脚右伸、右脚左伸两到三次。较之虎戏的威猛，鹿戏则显得安详，需要以意领气，气蓄于丹田，能使气盈溢而散布到人体内各处，配合呼吸，气行血走，血液循环周流。正如华佗所述，血脉通，病不得生。

三、熊戏。习练熊戏时，需仰卧，两手抱膝抬头，躯体向左、右倾侧着地各七次，然后蹲起，双手左右按地。熊戏沉稳，模仿熊的形象，取其体笨力大敦厚之性。习练时，意随形动，形随意动，达到形意一体。熊戏主脾胃，练熊戏能起到强健四肢、发达肌肉、增长力气、灵活关节、强身健体的作用。

四、猿戏。习练猿戏时，需双手攀物悬空，伸缩躯体七次，或以下肢钩住物体使身体倒悬。然后手钩物体做引体向上七次。猿戏灵巧，仿效猿的动作，外可练肢体灵活，内可抑情志动荡，即可练心。心神主血脉，血脉疏通可提神，因此久练猿戏，能够灵活脑筋、增强记忆、开阔心胸，也可防治健忘、心脑等疾病。

五、鸟戏。习练鸟戏时，需一足立地，两臂张开做鸟飞状。然后取坐位，下肢伸直，弯腰用手摸，再屈伸两臂各七次。鸟戏轻盈，仿效鸟展翅飞翔的动作，具有通畅气机、增强肺活量、疏通经络、灵活关节、疏导真气通三关达顶门之效，使上下运行而得安静，神静则气足，气足而生精，精溢而化气，从而达到精、气、神三元合一，体健身轻，延年益寿。

同学们，结合自己的兴趣，学练五禽戏吧！

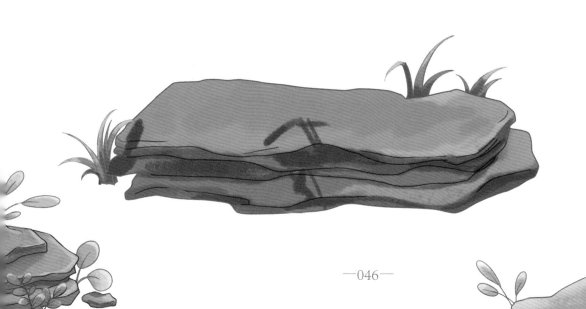

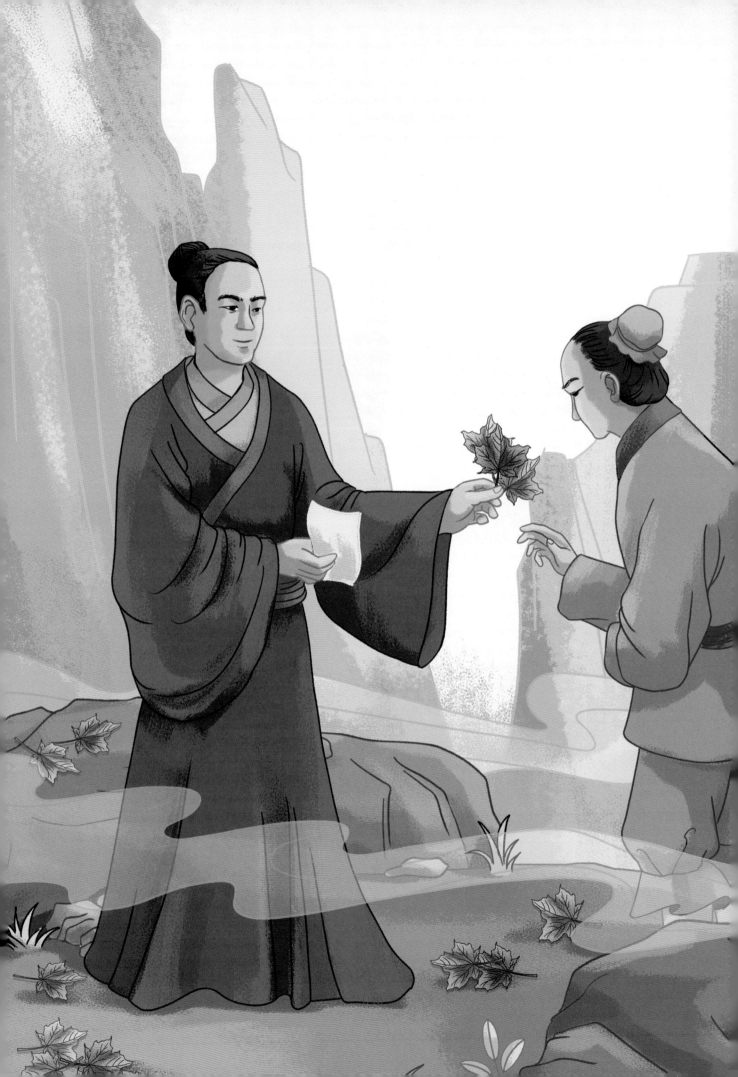

滑寿妙用梧桐叶

元代的时候，有一位医生叫滑寿，他给人治病很少套用古书上的方子，而是根据病情，灵活立方用药，总能达到让人意想不到的效果。

有一年秋天，滑寿早早和一群朋友约好了去虎丘山游玩。众人边爬山边聊天，走到半路的时候，突然被一个急急忙忙赶来的仆人拦住了。

来人直扑到滑寿面前，拉住他的袖子说："我家夫人生产艰难，请了大夫喝了药，孩子还是生不下来，现在万分痛苦，老爷派我来速请先生诊治。"

滑寿问了问症状，初步判断产妇是正常分娩，不像是难产，便问道："之前大夫开的方子，可随身带着吗？"

"带着呢，带着呢！"仆人连忙从袖中拿出一张药方。

滑寿一看，是个补益气血、行滞活血、催生下胎的方子。这方子开得对路，可为什么没有效果呢？

滑寿正思考着，忽然头顶树上一片金黄色的桐树叶飘飘摇摇地落了下来，盖在了药方上。

滑寿抬眼，看见铺了满路的桐树叶，瞬间福至心灵。他弯腰拾起三片桐叶，交给仆人，说道："快拿回去和其他药同煎喝下。"

仆人拿着三片树叶，满腹的疑惑，这滑先生开方怎么这么随便呢？地上捡的树叶真能让夫人快点生下孩子吗？但他也不敢多问，只能带着树叶匆匆忙忙地回去了。

滑寿一行人继续向山顶走去，然而就在他们刚到山顶小亭，还没来得及坐下饮宴的时候，就见刚才那个仆人又匆匆忙忙地跑上来了。

那仆人一边跑一边喊："滑先生，滑先生，生了！小少爷出生了！"

原来就在这短短的时间内，产妇按方煎药服下，果然顺利生下了一个男婴，母子平安。

同游的朋友们都好奇地询问滑寿："你这个方子是出自哪本典籍呀？"

滑寿笑着说："人体就是个小自然，其中意象也和大自然相同，医生治病也是顺应这种意象罢了，哪有一定之方呀！妇女临产不下，是气血虚弱的缘故。前面医生的方子里面已经有了补益气血的药，之所以效果不好，是因为药效没有被引导到正确的地方。桐叶得金秋肃降之气而落下，正与婴儿呱呱坠地意象相合，所以用桐叶做药引子就再合适不过了！"

朋友们听后恍然大悟，过来报喜的仆人也啧啧称奇。

后来，这事传到了先前开方的那位医生的耳中，他当即奉为圭臬，每次遇到类似情况都要用桐树叶三片，但奇怪的是，效果却总是不如人意。

这又是为什么呢？

原来，滑寿开方的那天正是秋分，寒暑燥湿交替，桐叶纷纷落下，人与自然互为相应，同气相求。在原方中加入桐叶，一方面取瓜熟蒂落之意，引药效向下；另一方面，也可安抚产妇情绪，令其不必过于急躁，心平则气和，有利于婴儿顺利出生。而后人效仿这种方法，只得其形，而不得其意，脱离了特定的时间和环境，当然就达不到预期的效果了。

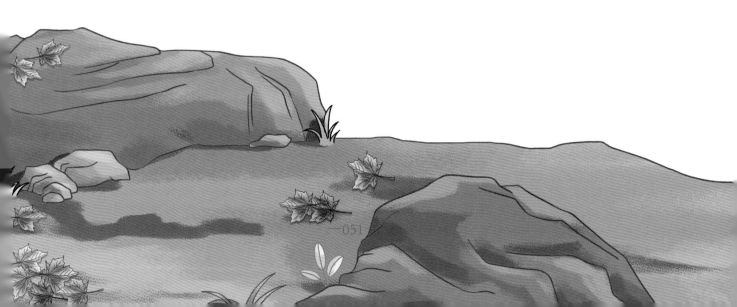

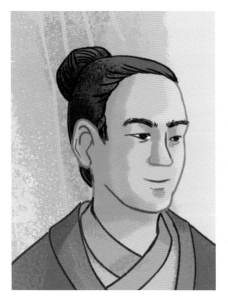

滑寿，字伯仁，晚号撄宁生，元末明初医学家，襄城（今河南襄城县）人，有《读素问钞》《难经本义》《诊家枢要》《十四经发挥》等著作传世。

滑寿不仅精通《素问》《难经》，而且融通张仲景、刘守真、李东垣三家学说，所以给人治病有"奇验"。他更以"无问贫富皆往治，报不报弗较也"的崇高医德，受到时人的赞誉。

脑洞大开

1. 滑寿看病，除了考虑患者本身病情之外，还考虑了哪些因素？

2. 看完这个故事，你一定觉得中医很神奇吧！生活中，你听说过类似的神奇故事吗？

我家的四季小食谱

中医学认为，我们的身体是大自然的一部分，也是大自然的全息缩影。人与自然，无时无刻不关联互动，这就是"天人相应"。

每个节气，自然环境的变化都会给人的身体带来影响，如果不顺应自然规律，人体就会出现各种问题。在吃东西方面，"顺时而食"就是健康饮食要遵守的原则。

春天是生机勃勃的季节，应该多吃一些嫩芽儿菜，如绿豆芽儿、黄豆芽儿、香椿、茵陈和应季的绿叶蔬菜，少吃肉，让人体获得嫩芽生长的力量，充满生机。

夏天炎热，人容易出汗，饮食可以比其他季节稍咸一点，可以适当多吃一些肉类，同时食用应季的荆芥、藿香、十香菜等辛香温性的蔬菜，抵抗暑湿。切忌过量食用冰品。

秋天干燥，饮食应该少些辛辣，多些应季水果，如梨子、苹果、香蕉、葡萄、石榴、柿子、柚子、橙子、猕猴桃、哈密瓜、火龙果、龙眼等。

冬天是身体积蓄能量的季节，应该多吃一些根茎、块根类的食物，如山药、土豆、芋头、红薯、白萝卜、胡萝卜等，还可以用秋天储存下来的葫芦干儿、南瓜干儿、茄子干儿和干豆角、干扁豆等来炖肉吃。

请你根据上面的知识，为家里列出一份"四季小食谱"吧！

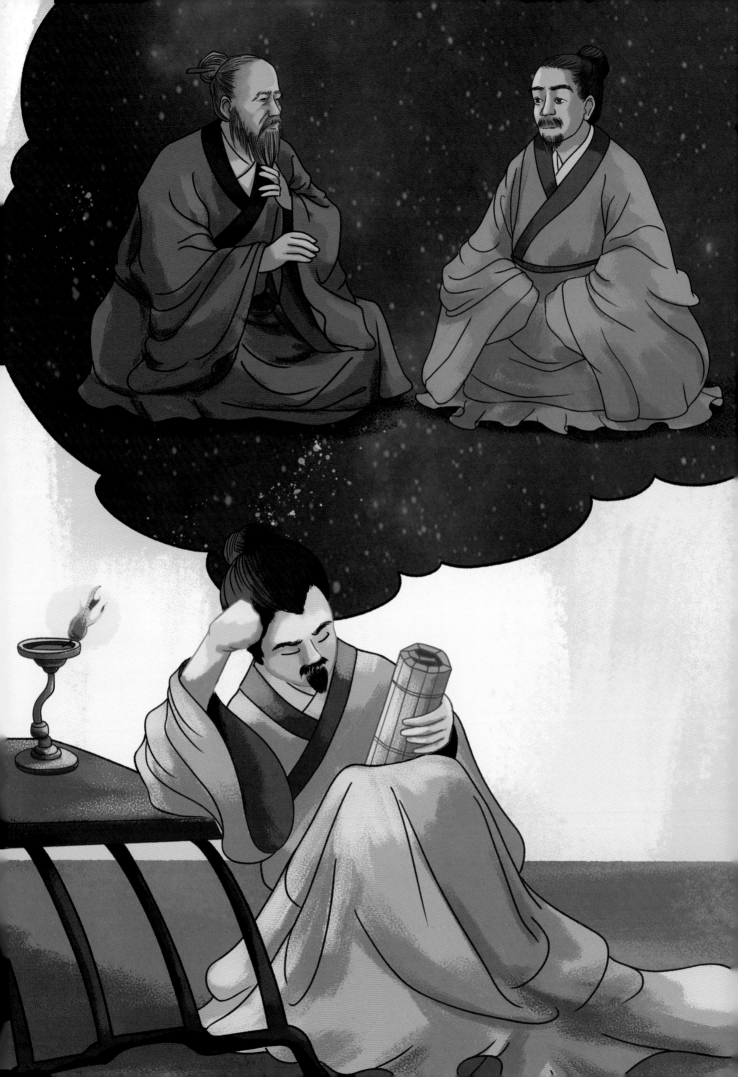

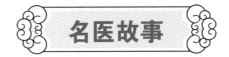

李杲挑战大头瘟

瘟疫是中国古代最可怕的疾病，通常大规模流行，死亡率很高。在灾荒年月或者是战争时期，腐烂的尸体极容易污染水源，引发瘟疫，导致成村成镇的人被感染。

金泰和二年（1202 年）的春天，一场大瘟疫悄无声息地侵入中原大地。

人群中"感冒"的人突然多了起来，他们身上发冷，全身没有力气。接着，他们的头脸开始肿胀，肿到连眼睛都睁不开，咽喉开始疼痛，嗓音嘶哑，喘气憋闷。一开始，人们还去探望生病的人。可他们很快发现，自己回家后也得了相同的病，请了大夫也治不好。

大家很快就明白，是瘟疫来了！

人们给这种瘟疫起了个形象的名字：大头瘟。

这一切发生的时候，李杲还是个名不见经传的小郎中。

位卑未敢忘忧国。李杲看着漫天飘飞的纸钱，既心痛，又无奈。大夫们想尽了各种办法来救治病患，泻下啊，解表啊，可效果都不好，人还是在不断地死去。

古书里根本没有关于这种病的记载，这该怎么办呢？李呆看着屋外排队求医的病患，心如刀割，他多想去帮助他们啊！可是，治疗的方法他自己还没想明白，贸然出手又和草菅人命的庸医有什么区别呢？

李杲含着眼泪，把自己关在房里，苦思冥想两天都没有出门。他无法入睡，思绪混乱，几乎崩溃。恍惚之中，一幕场景出现在脑海，那是在静谧的星空下，他和恩师张元素坐在旷野里体悟自然之道的时光。

老师说："人的身体就像一个小自然一样，要用自然的道理来参悟和理解人身的道理。"

东方露出了第一线微光，李杲的心也开始慢慢明亮起来。

李杲打开房门，等候多日的病患家属赶忙过来诉说病情，眼神中充满了期盼。

李杲仔细地为病人诊过脉，坐在桌边，十几种草药依次从心中闪过，一个方子逐渐成形。

"去买药吧"，他对家属说，"记住，让店家把药研成粉末。"

药买回来后，李杲把一半药粉用水煎了，另一半做成药丸让病人含在嘴里。

成败在此一举！

后半夜的时候，病人突然咳嗽起来，大家赶快围了过去。

片刻之后，病人的咳嗽停下了，在众人探究的目光中，他张了张嘴，问道："有吃的东西吗？"

听到这句话，家属简直喜出望外，要知道，病人已经水米不进好几天了。

众人赶紧张罗着给病人准备米粥。此时没有人注意到，李杲疲惫的脸上，露出了欣慰的微笑。

人的身体是自然界的一部分，上通天、下接地。这次瘟疫中，病邪进攻了心肺，邪毒往上冲，导致头面肿大。泻下的方法只是除去了胃肠里的热，对心肺的热却无能为力，所以需要用黄连和黄芩清泻心肺里的热，再配合其他药物保护人体的正气，让药性集中在上部，这样才是治本的方法。

为了让更多的病人得到及时治疗，李杲就将治疗瘟疫的方子写在一块块木牌上，插在人来人往的热闹地方，病人抄了回去，依法服用，几乎没有治不好的。

这个方子就是经典名方"普济消毒饮"，一个在抗击新冠肺炎疫情中依旧被广泛推荐使用的方剂！

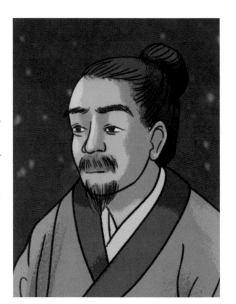

李杲（1180—1251），字明之，晚年自号东垣老人，真定（今河北正定）人，金元时期著名医学家，"金元四大家"之一，"脾胃学说"创始人，主要著作有《脾胃论》《内外伤辨惑论》《兰室秘藏》等。

李杲出身富豪之家，自幼沉稳安静，喜爱读书。他十分强调脾胃在人身的重要作用，因为在五行当中，脾胃属土，因此他的学派也被称作补土派。

脑洞大开

1. 李杲用来治疗瘟疫的方子叫什么？

2. 为了让更多患者得到及时治疗，李杲想了什么办法？

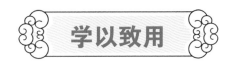

预防流感小香囊

中医认为，疫毒是一种偏性极重的邪气。在预防瘟疫方面可以用药物的偏性来克制疫毒的偏性。如在室内熏艾，或将药物悬挂在门窗上、佩戴在身上，预防疫毒感染。在节气病，如流行性感冒"横行"的时候，也可以通过佩戴防流感香囊的方法进行预防。

配方：苍术、川芎、白芷、草果、艾叶、藿香、薄荷、丁香各2克。

制作：将上述中药材捣碎后放入纱布袋或无纺布袋，再套上自己喜爱的香囊外皮即可。

防流感香囊具有通窍、扶正气的作用，适合随身佩戴！

赶快动手做一做吧！

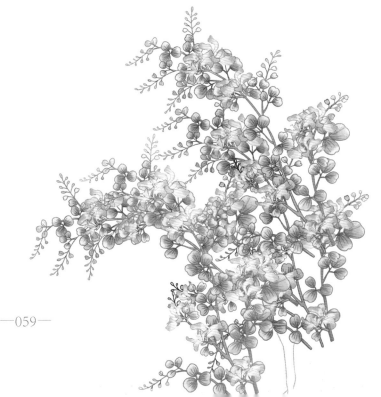

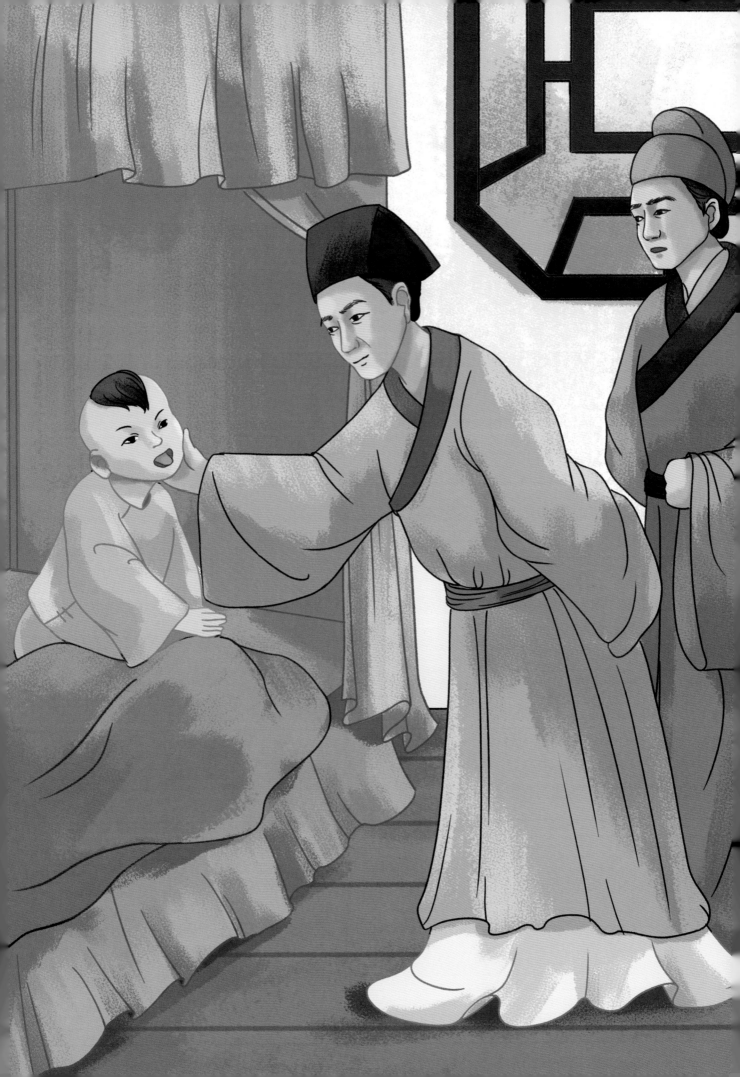

万全因时疗顽疾

明朝的时候，罗田县有个医生叫万全，号密斋，他的医术非常高明，是和李时珍齐名的大医家，乡亲们生病了都会找他去看。

只有一个人例外。

这人是谁呢？正是罗田县的大富豪胡元溪。话说这胡家和万家因为祖上曾经发生过矛盾，宿怨很深，所以胡元溪既不屑于搭理万全，也不相信万全会真心实意地为自己看病。

但是天有不测风云，老天爷仿佛在戏弄胡元溪，这一年，他年仅四岁的儿子竟然因为感染了风寒，咳嗽不止，一病不起。

这一病可不得了，胡家小少爷从农历二月开始咳嗽，一直咳到金秋九月还没止住。请来看病的医生换了一茬又一茬，银子花了一把又一把，非但没有治愈，病情反而越来越严重！

胡夫人心疼儿子，几次恳求胡元溪放下宿怨，去请万全。胡元溪哪里拉得下这个面子！每次都是黑着脸拒绝。直到有一天，胡家小少爷咯血了。

才四岁的孩子就咯血，这怎么得了！胡元溪彻底慌了，只能硬着头皮，极不情愿地去找万全。

万全也觉得很别扭，他的心里一会儿有个小小的声音说："别去，别去，胡家不是很神气地说要和万家老死不相往来吗？"一会儿又有一个大一点儿的声音说："小儿无辜，性命要紧，其他先不计较了吧！"

最终，大一点儿的声音战胜了小声音。万全来到了胡家小少爷的床前。

万全十分仔细地看了舌脉，又看了之前几个医生开的处方，最后无奈地摇了摇头。

胡夫人一看，吓得眼泪都要出来了，忙问道："万先生，这孩子还有救吗？"

万全看了一旁铁青着脸的胡元溪，说道："孩子是被误治了，病才会越来越重的。"

胡元溪的脸色更难看了。

万全接着说："孩子是二月得的咳嗽，本来呢，春季应当滋补肺气，大夫却用了泻肺的方子；夏季天气热，应当用寒凉属性的药物清心养肺，大夫却又用了温热的药。幸好现在是九月深秋，正是清虚火的好时机，只要连续服药一两个月就能治好。"

胡夫人松了口气。胡元溪却板着脸问道："怎么要这么长时间啊？"

万全耐心地解释："病已经拖了半年多，孩子的身体也很虚弱，三五天是没有办法治好的。"

胡元溪撇了撇嘴，他还是不信万全会认真给自己儿子治病。

不信归不信，药效却很明显，刚吃完了万全开的五剂药，胡家小少爷的咳嗽就好了大半，咯血的情况也止住了。

看着儿子渐渐好转，胡元溪又开始飘了，总觉得万全没有尽全力，还是得再找个大夫看看才保险。

新请来的大夫好像知道胡元溪心里怎么想似的，开出了和万全截然不同的处方。但是，胡家小少爷才吃了一剂，咳嗽就复发了，而且气喘、吐血，病情一下子又重了。

胡元溪到这个时候才后悔不已，只好带着大包的金银，再次硬着头皮向万全求助。

万全长叹一声，说："我不在乎酬金的多少，只要你相信我，让我集中精力治病就好了。我愿与你以一个月为期，治好孩子的病。"

果然，在万全的调理下，仅仅过了十七天，胡家小少爷的病就全好了。

这个故事告诉我们，治疗疾病的时候也要充分考虑自然环境的变化，不同的季节，对同一种疾病的处理方式也要有所不同，这就是中医所说的"因时制宜"。

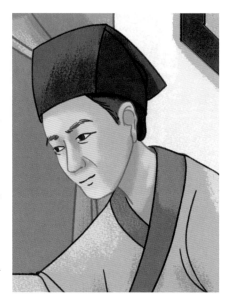

万全（15—16世纪），号密斋。生于罗田（今属湖北）大河岸，是我国明代与李时珍齐名的著名医学家。

万全医学造诣极深，特别是对儿科、妇科、内科杂病有精深的研究。在儿科方面，他提出"小儿五脏有余不足论"的观点，颇有创见。他发明的万氏牛黄清心丸至今仍是治疗小儿急惊风的良药。其专著《养生四要》对养生保健、预防疾病等方面具有独到见解。

脑洞大开

1.在万全看诊之前，胡家小少爷的病为什么会越治越重？

2.如果你是万全，会因为和胡元溪之间的恩怨而放弃救治他的孩子吗？为什么？

学以致用

同是咳嗽，治法不同

咳嗽是日常生活中的常见症状。

造成咳嗽的原因有很多种，治法也各不相同。

冬天吹了冷风、夏天空调房里待得太久、淋了冷雨等，会因寒而咳。这种咳嗽发作时喉咙痒，可能伴有流清鼻涕、怕冷、头痛，咳出的痰是白色的，比较清稀。这时候应当"疏风散寒止咳"，可以用适量款冬花、陈皮等煮水喝。

除了受寒，肺热也会让人咳。这种咳嗽喉咙灼痛，痰是黄色的、黏黏的，有时会有痰块。这时候应当"清热化痰止咳"，常用的食疗方就是冰糖炖雪梨，再加上少许贝母、枇杷叶效果就更好了。

秋季天气干燥，也容易让人咳。这种咳嗽痰少，常伴随声音嘶哑、口干咽燥，也可伴有大便干燥、皮肤干燥。这时候应当"润肺止咳"，可以食用蔗浆粥。用粳米 50 克煮粥，粥熟后兑入鲜榨的甘蔗汁 50 毫升，调匀煮沸即可。

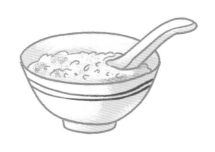

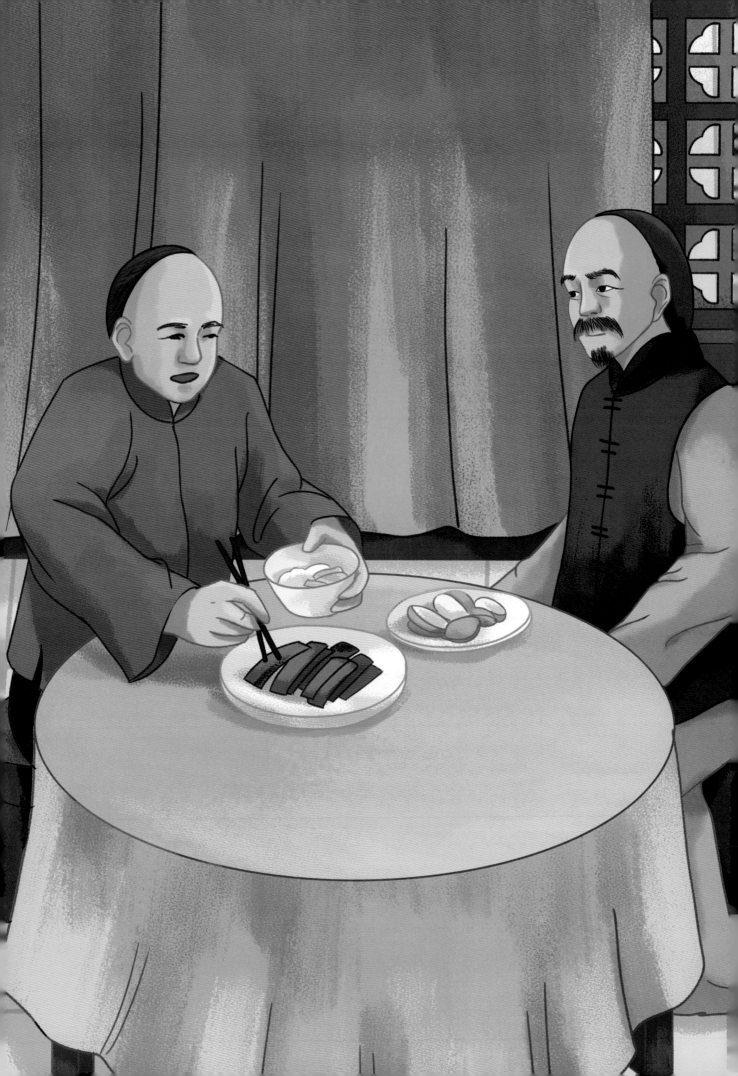

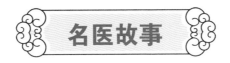

一帖巧医新郎官

清朝初年，徽州甘棠镇有个远近闻名的药铺，因药材地道，价格公道，深受病家欢迎。药铺主人姓崔，号默庵，不仅精通药性，看病的功夫也十分了得。

据说他看病，很善于捕捉细节，治病也有妙招，常常一帖药下去，病就好了大半，人送外号"崔一帖"。

有一次，崔默庵遇到了一位非常奇怪的病人。怎么个奇怪法呢？

这人是个新郎官，刚刚新婚两天，本该是甜蜜幸福的时刻，却没想到怪病上身：先是头晕耳鸣，畏光流泪，接着全身浮肿，局部生痘，头面肿得像个大馒头，眼睛都快挤成一条缝了。前后请了几个郎中，开方吃药都没好转。

家人一商量，还是远道去请崔默庵吧，于是鸡鸣时分（丑时，凌晨1—3时）就动身了，可即便这样，等到了药铺，太阳也老高了。崔默庵听来人说了情况，心里也很着急，当即就上路了。

等崔默庵赶到时，已近未时（13—15时），他顾不得一路辛劳，也顾不得过午未食，坚持先看病人。病家过意不去，只好把备好的饭菜端进新房，以便他饿了吃着方便。

崔默庵平日诊脉可是一绝，这回却越诊越奇怪：病人脉象平和，只略微有点虚，远不至于肿成这样啊！

看来也急不得，崔默庵就一边开始吃饭，一边望着小伙子默默观察思考。饭菜很合口，荤素搭配，香气四溢。他发现，这小伙子老用手指撑开眼睛，巴巴地瞅着他吃饭，满眼热切的神色。他就问小伙子："你是不是也想吃？"

小伙子点着头说："是啊，先生，我馋得快要流口水啦！可是，之前的大夫都嘱咐我尽量禁食，我都喝了好久的粥啦！"

崔默庵叹气道："唉，这病关吃饭什么事呢？竟然这么说！"随即把每样菜都拨一些，集中到一个盘里，拿出汤勺一起递给小伙子，说："吃吧，不碍事的！"

这新郎官闻了半天肉香味，本就按捺不住，一听说无碍，接过菜盘，便狼吞虎咽地吃了起来，崔默庵越发不解了。他环视着簇新的新房和正在大口吃肉的新郎，突然灵光一闪：

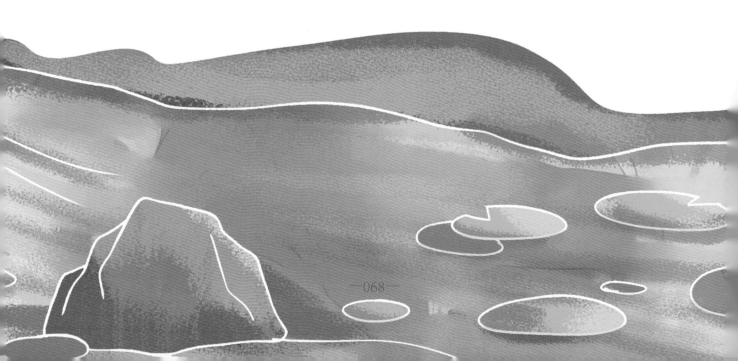

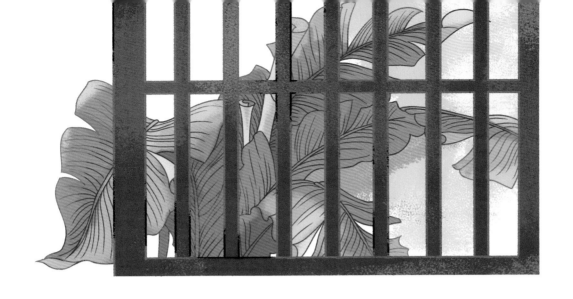

"啊，原来如此！我知道了！"

崔默庵赶紧喊来病人家属，一面让给小伙子换个房间，一面让人火速买几斤螃蟹来。然后吩咐把螃蟹捣碎，遍敷病人全身。

做完这一切后，崔默庵向病家解释说："令郎得的是漆疮！刚才急着看病，没有留意。后来才发现，洞房摆的都是新漆家具，气味熏人，问令郎，说是婚前就住这儿一阵了，想必中了漆毒，而螃蟹最败漆毒，故有此一治。"

一两天后，新郎官就浮肿消退，痘疮透现。崔默庵看他已无大碍，这才启程回去了。

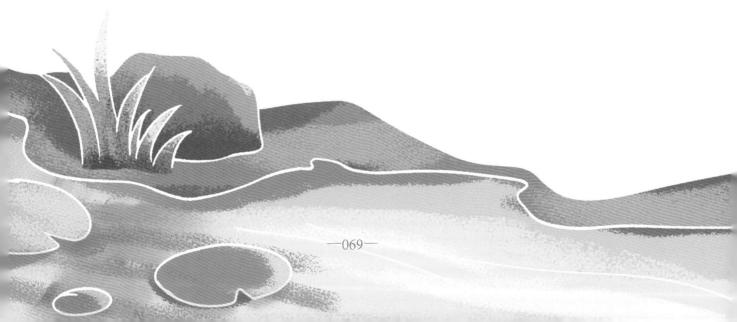

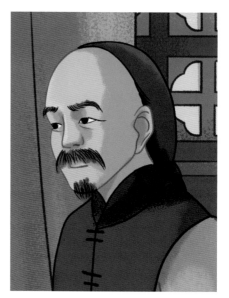

崔默庵（生卒年不详），清初医家，安徽太平县甘棠镇（今属黄山市黄山区）人，目前见到的最早记录他的古书叫《广阳杂记》，作者是清初的刘献廷，其事迹还见于《冷庐医话》。

据说，崔默庵有著作名为《时疫流行与伤寒不同方论》，其中见解新颖独到，可惜现已失传。

脑洞大开

1. 崔默庵为什么被称为"崔一帖"？

2. 为什么请来看病的医生里面，只有崔默庵找出了病因？

怎样挑选健康好螃蟹

螃蟹作为药材，可以治面肿、败漆毒。这漆毒，用现在的话说，就是甲醛中毒。因此，刚装修的房子，要先跑跑气，等测试安全了，再搬进去住。

生活中，我们可是把螃蟹当美食来吃的，它味道鲜美，还能补充维生素、蛋白质和矿物质。

需要提醒的是，螃蟹一定要吃新鲜的，不然可能诱发呕吐、腹痛、腹泻等症状，给身体带来危害。那么，怎样挑选新鲜螃蟹呢？

窍门就是观察它的眼、嘴、爪、腿、壳。

眼：用手逗弄蟹的眼睛，蟹眼闪动灵活，反应敏捷。

嘴：把螃蟹放入水中，嘴巴会吐气泡。

爪：把最细小的蟹爪拉直，感觉有弹力，还能很快自然弯曲。

腿：把解绑后的螃蟹翻转身来，让它腹部朝天，它能迅速用腿弹转翻回。

壳：壳背呈黑绿色，并带有光泽。

符合上述条件的，就是健康的好螃蟹，可以放心购买。

同学们，你学会了吗？下次再买螃蟹，你就可以帮妈妈挑啦！

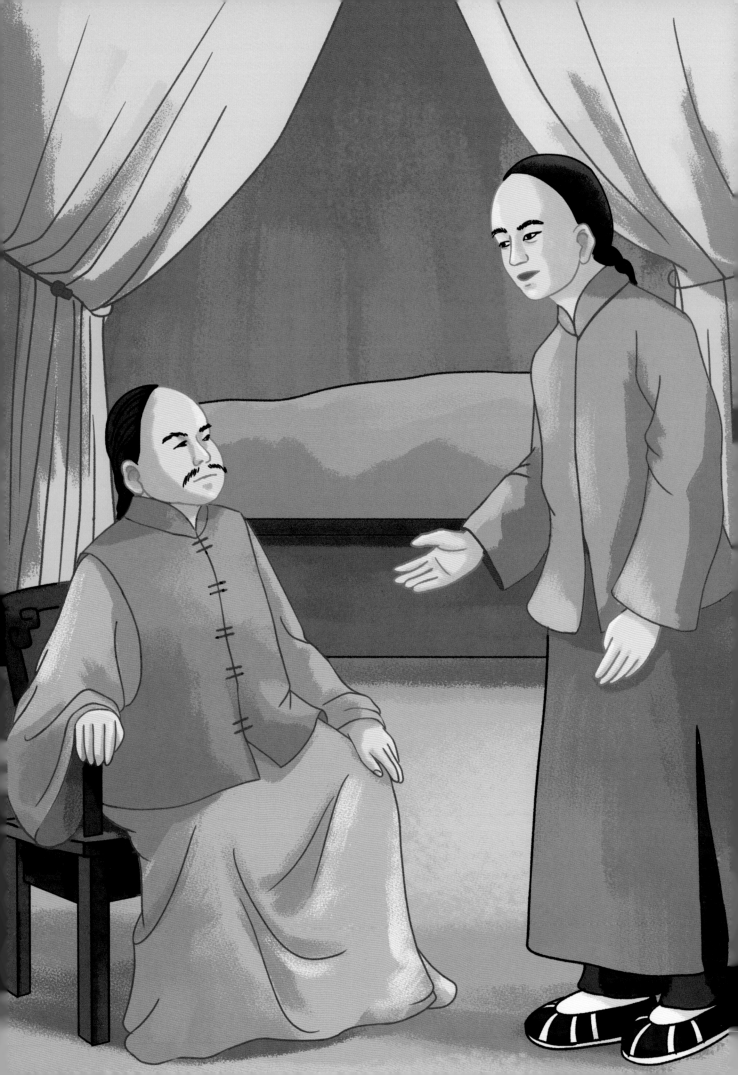

灵胎贵病穷法治

能够上知天文、下知地理、中知人心、能文能武、博闻强记，这大概是所有同学的梦想。你还别说这"可望而不可即"，因为历史上确实有过这样的"奇人"，清代名医徐灵胎就称得上！

这样一位奇人，看病的方式自然也与众不同。他用陈年松墨做的药丸起死回生；他用拉肚子的方法救人性命；他用最便宜的药，治好了最富贵的病。

事情是这样的——

有一天，苏州大户杨家专门派仆役来请徐灵胎过府诊病，说是他家公子生了重病，危在旦夕。

徐灵胎一听，二话没说就起身了。一路上，仆役絮絮叨叨，向他讲述了公子发病的经过。

原来这杨公子不学无术，偷拿了家里的银子胡乱挥霍。杨老爷子知道后，气得狠揍了他一顿。杨公子又羞又气，就病倒了。起先有点儿像感冒，然后萎靡不振，身体沉重。家里面请的大夫一看他精神不振，判定是大虚之证，于是开了一服大补的药方，方子里面每天都有人参。结果杨公子吃了一段时间，病不但没好，还把身体吃得越来越硬，动弹不得了。现在只能躺在床上，活像个僵尸。

徐灵胎到了杨府，发现果然如仆役所说，杨公子直挺挺地躺在床上，周围一圈人正哭着呢，现场气氛跟遗体告别似的。

徐灵胎赶紧诊了脉，又按了按杨公子的身体，发现他全身上下有许多的痰核，有在皮肤里的，有在肌肉外的，大大小小，不计其数。

徐灵胎顿时哈哈大笑起来，说道："你们这是哭他没救了吗？放心，现在就是再打他五十大板，他也没事！"

杨老爷子不信，反问道："先生这是在拿我开玩笑吗？为了治好他的病，买人参的钱都花了一千两。先生要是能治好他，我另付一千两作为诊金！"

徐灵胎闻言，敛住笑容说："医者本分，不以酬金定药方。"

杨老爷子也正了神色："那就请先生开方吧！"

徐灵胎很快写出了一张很简单的方子，然后拿出了一包神秘的粉末，让仆役冲在汤药里给杨公子服用。

"这么简单的方子，能行吗？"

"那粉末是啥？"

没有人知道。

徐灵胎就这样在众人疑惑的目光下，离开了杨府。

三天之后，杨公子能说话了！

五天之后，杨公子能坐起来了！

一个月之后，杨公子行动如常了！

真是神了！

杨府上下喜出望外，赶紧置办酒席，宴请徐灵胎。在宴会上，杨老爷子郑重地提出了诊金的问题。

徐灵胎笑眯眯地回答说："诊金不收了，杨公子把药钱补给我就行。"

杨公子连忙点头："那是当然，您就说个价吧！"

徐灵胎说："使病情加重的人参价值千金，那我治好病的药价当然要翻倍了。"

话音刚落，杨公子一个趔趄，差点从椅子上翻过去。

徐灵胎笑了起来："别害怕，逗你们玩儿呢，不过八文钱而已。"

众人一听，全傻了："什么药这么便宜？"

徐灵胎不疾不徐地说道："萝卜籽啊！如果大家不信，还有些服剩下的，大家可以看看。"随后便取出药袋，大家纷纷抢过来看，果然是萝卜籽！

原来这位杨公子身上的痰核，是因为服用人参太多而凝结成的，直到服用莱菔子（萝卜籽）半年后，全身的痰核才慢慢消退。

俗语说"人参杀人无过，大黄救人无功"，确实值得我们思考。

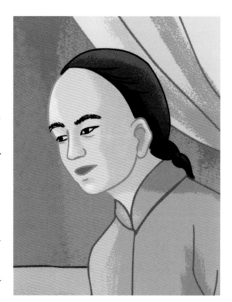

徐灵胎（1693—1772 年），名大椿，字灵胎，晚号洄溪老人，江苏吴江（今苏州市吴江区）人。清代著名医家。

徐灵胎幼承家学，博闻强记，生性聪慧，能言善辩，从《周易》《道德经》等经书，到天文、地理、音律、技击等无不通晓，堪称文武全才，尤其精于医道，著有《兰台轨范》《医学源流论》《伤寒类方》等传世典籍。

脑洞大开

1. 徐灵胎用哪味药治好了杨公子的病？

2. "医者本分，不以酬金定药方"这句话反映了徐灵胎怎样的品质？

3. 你是怎样理解"人参杀人无过，大黄救人无功"这句话的？

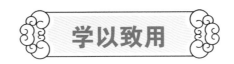

消食化痰的白萝卜

故事中，徐灵胎并没有像其他医生那样，看到杨公子虚弱的表象就盲目使用大补的药品，而是仔细地望、闻、问、切，审证求因，最后选择了萝卜籽这味对证的廉价药材，这体现的正是中医学"整体观念"和"辨证论治"的重要思想。

萝卜籽，中药名叫莱菔子，炮制后再煎汤服用可以消食除胀，降气化痰，生用可以让人把胸腔里的痰吐出来。莱菔子治痰，有"冲墙倒壁之功"，意思是这味药力量非常大，而且莱菔子是人参的克星，能够抵消人参的药效。这种效果，我们平时吃的白萝卜也同样具备。

如果平时出现了消化不好、咳嗽痰多、睡觉打呼噜以及便秘的情况，可以用白萝卜煮水喝。

做法：白萝卜洗净，切块，放入锅中，加入适量水。大火烧开后转小火煮 20 分钟即可。

饮用方法：代茶饮，不拘于时，每周两次。

你学会了吗？动手做一做吧！

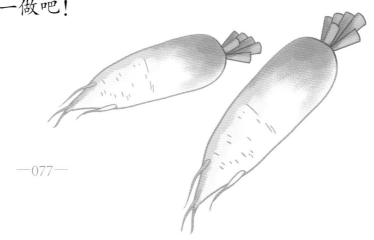

辑三　一方一针总关情

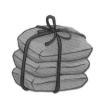

医者，仁心仁术也。

医者，看的是病，救的是心；开的是药，给的是情。

古今中外，名医大家无不是心怀大爱、至情至臻，无不是忠于职守、大医精诚。

这种精神薪火相传，历久弥新。

『敬佑生命、救死扶伤、甘于奉献、大爱无疆』是新时代医务工作者的职业精神，也是医者精神的一脉相承。

一言一行都是爱，一方一针总关情。

沧海桑田，情怀依然。

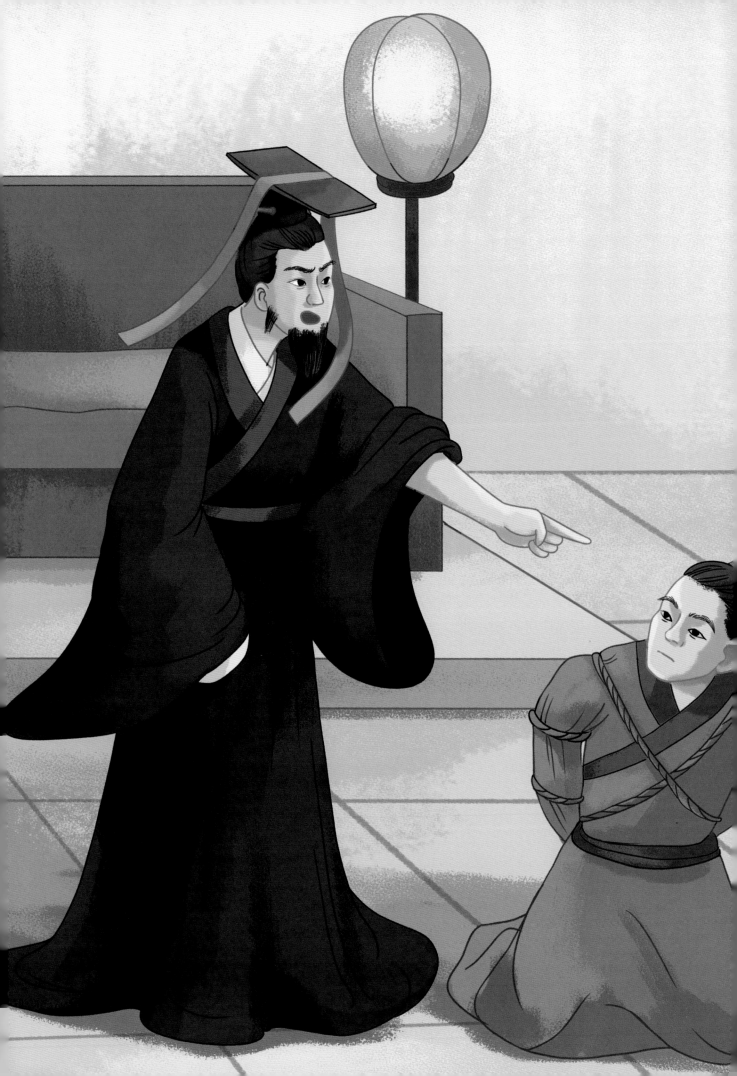

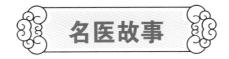

文挚殉道千古冤

战国的时候，齐湣王得了恶疮，久治不愈。他打听到宋国名医文挚很善于治疗疑难杂症，就派人把文挚请了过来。

文挚查看了齐湣王的病情后，很快就与太子约好了治疗的日期。

可等到了约定的那天，齐湣王左等右等，始终没见文挚的影子。

太子只好第二次与文挚约定日期，但是，日子到了，文挚依旧没有出现，齐湣王又白等了。

于是只好约定第三次，但文挚还是没有按时赴约，齐湣王又白白等了一天。

齐湣王见这个大夫屡屡失约，感觉受到了怠慢，内心非常恼火。

然而没想到的是，齐湣王余怒还未消，文挚却突然不约而至了。

那天正下着大雨，文挚没有打伞，也没有让人通报，全身湿漉漉、脏兮兮的，跑进了齐湣王的寝宫。来了之后，他鞋也不脱，衣服也不换，直接上床，踩着衣被，边踩边问齐湣王病情如何。

齐湣王恶疮发作，行动不便，看到文挚如此无礼，气得要死，却无力反抗，只能不理他。

谁知文挚却变本加厉，当着侍从们的面，开始痛骂齐湣王："你这个昏君，刚愎自用，骄横跋扈，穷兵黩武，拒听谏言，残害忠良，认贼作父，你的霸道使君臣不和，让百姓离心，你的贪婪使内外树敌，四面楚歌，泱泱齐国，亡无日矣！"

齐湣王再也忍不下去了，当即"啊——"地大吼一声，坐了起来。这声大吼，将他体内郁结多日的恶气一下子吐了出来，他顿时感觉浑身轻松。

齐湣王身上轻松了，心里却更气了，他火冒三丈地吩咐卫士，立刻把文挚绑了，投入大牢。他一定要好好整治这个无礼的狂徒！

太子和王后闻讯赶来，见到恢复了神采的齐湣王，喜出望外。但一看被绑在一边的文挚，立刻大惊失色，马上双双跪地，替文挚求起情来。

这是怎么回事呢？

原来，在文挚第一次诊视了齐湣王后，就曾说道："大王的病可以治好。但是，大王痊愈后，一定会杀了我的。"

太子很不解，问道："这是为什么呢？"

文挚回答说："大王的病是因为长时间思虑太过，使气

—082—

血郁结，体内生热，才导致血肉腐败，形成恶疮的。只有用激怒他的方法，使郁结的气血散开，才能治好。但如果这么做了，大王一定会因为愤怒而处死我。"

太子听了，恳求文挚道："只要能治好父王的病，我和母后必定会以死来向父王解释、求情，以保全你的性命。父王必定会听从我和母后的话，不会为难你的，希望你不用担心。"

齐湣王为人暴戾，文挚怎么可能不担心呢？但作为医者，他招架不住太子的再三跪拜恳求，最终只得应允说："那我就冒死为大王治一治吧。"

这才有了后来他这许多无礼的举动。

然而，此时的齐湣王虽然已经听明白了前因后果，但却依旧无法平复自己那颗高高在上的心，他只感觉自己受到了莫大的羞辱，认为文挚罪不可救，最后竟用生烹酷刑处死了文挚。

就这样，名医文挚殉道，再也没能回到宋国。

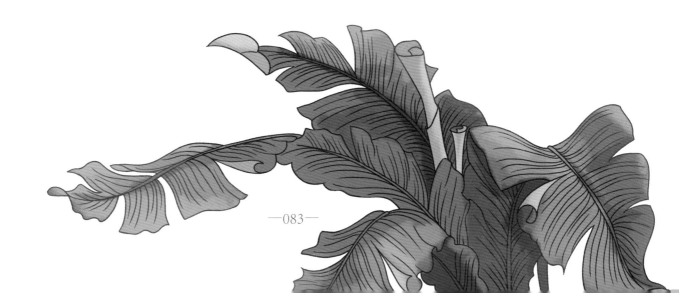

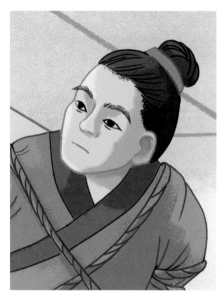

文挚（生卒年不详），战国时期宋国的良臣、名医，与当时的名医扁鹊、医缓、医和齐名。关于他的生平事迹，正史无记载，仅《列子》和《吕氏春秋》有片断记载，后世的《医说》《历代名医蒙求》《古今医统大全》《古今图书集成医部全录》等书中也有零星记载。

脑洞大开

1. 文挚治好了齐湣王的病，为什么还是被杀了？

2. 你觉得文挚死得值不值？

如何尽量少生气

大人会生气，小孩会生气，日常生活中人人都会生气。你知道生气对身体健康有多大的影响吗？

中医认为，"怒则气上""大怒伤肝"。轻的生气会让人闷闷不乐，重的生气会让人举止失常，突然间的生气容易诱发心脑血管疾病，长时间的生气会增加患癌的风险。

如何才能控制自己的情绪，做到尽量少生气呢？

1.多读书。阅读有益的书籍，可以增长见识，使人心胸宽广，更容易进行换位思考，增强对自我意识的调控能力。

2.多锻炼。多参与户外活动，晒晒太阳，强健筋骨，保持身体健康，会有利于缓解各种不良情绪。

3.多交友。以真诚的心多交志趣相投的朋友，培养共同的兴趣爱好，自然会懂得更多的相处之道，为人处世就会更自然，更成熟，即便生气的时候也会有人开导。

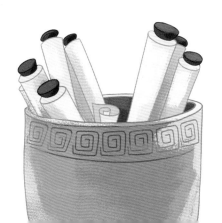

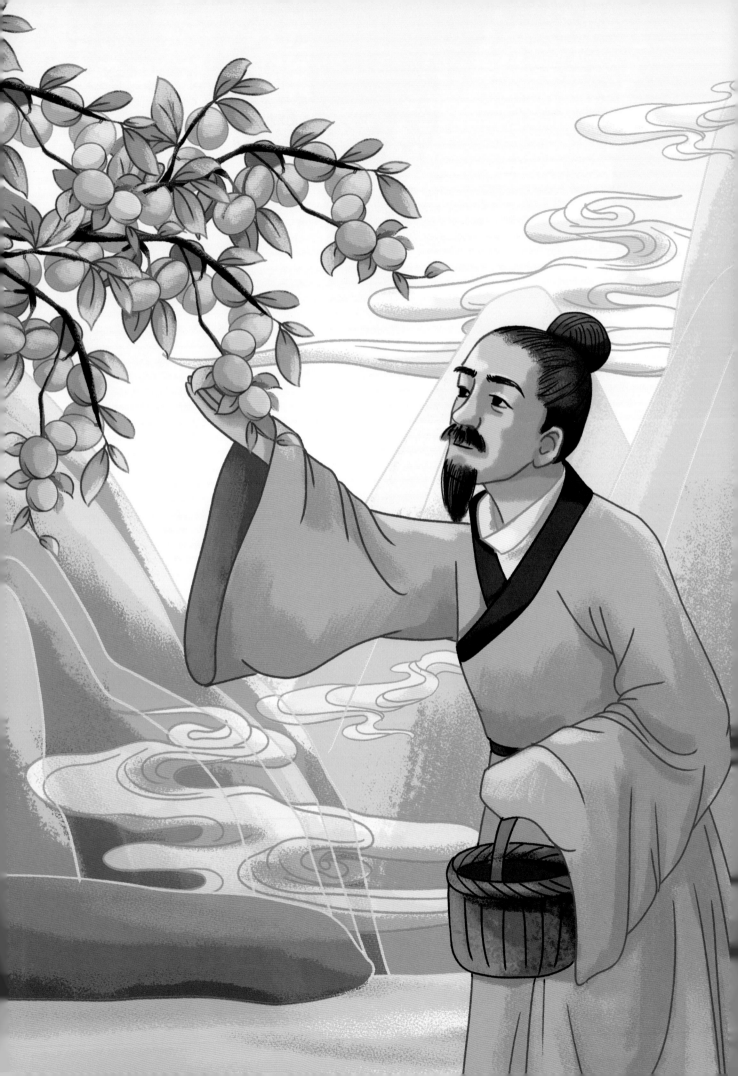

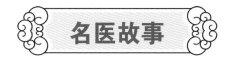

董奉杏林传佳话

中医有个代名词——杏林。

说起杏林，就必须让一位古代医生闪亮登场，这位传奇的医生就是董奉。

董奉何许人也？他是汉末三国时期的一位名医，名气很大很大，与同时期的神医华佗、医圣张仲景齐名，后人并称他们为"建安三神医"。

董奉少时学医，因为得到了名师的指点，加之谦虚好学，所以医术进步神速，很快名震四方。

在那个战乱的年代，董奉和许多百姓一样，过着颠沛流离的生活，他去过很多地方，一路上用自己的医术帮助了很多人。后来，当他来到庐山脚下时，看那里风光秀美又远离战争，便搭了两间草房，住了下来。

老百姓听说来了个神医，纷纷进山求医。

古时候看病，没有什么诊疗收费项目，也没有什么标准，看病收费大都多少随意，当然还要考虑病人的经济状况，又要看医生的德行和心情。

但董奉不一样，看病分文不取！

老百姓奇怪了，不收财物，难道这位神医已经成仙，吃的是香火供奉吗？

就在大家丈二和尚——摸不着头脑的时候，董奉笑眯眯地指了指立在门前的一块木牌。

大家跑过去一看，只见上面写着：看诊不收钱财，痊愈后请种树。重病痊愈种杏树五棵，轻病痊愈种杏树一棵。

哦，原来这位神医喜欢吃杏啊！

天底下竟有这样的好事！这么出名的医生，看病不收一分钱，报酬只是栽几棵杏树而已。

消息不胫而走，看病的老百姓纷至沓来，络绎不绝。

不出几年，在董奉居住的庐山北麓，种下的杏树就超过了十万棵，蔚然成林，郁郁葱葱。

每到春暖花开季节，满山粉红耀眼，花香四溢；每到收获季节，枝头金黄一片，硕果累累。

这么多杏子怎么办？董奉就是真的喜欢吃杏，也吃不了那么多呀！

其实，董奉早就有自己的打算。

这不，杏仁本身是一味中药，能够止咳化痰，和其他中药搭配还能滋养皮肤、润燥、祛火、通便，有了这么多杏树，董奉看病用药时完全可以就地取材。

除了杏仁可以药用，杏子当然也很好吃，不是董奉一个

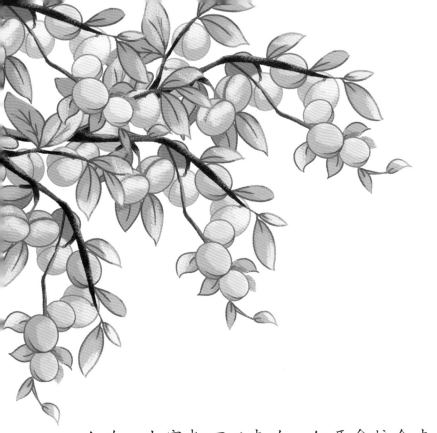

人吃，大家都可以来吃，但要拿粮食来换。

等到杏子成熟时，董奉就在林中搭了一个粮仓，在门口立起木牌，告诉人们："有想吃杏子的，用等量的粮食来换就行。"

换回来的粮食，董奉也不是自己独占，而是储存起来，用来接济那些贫穷的百姓，传说每年都有上万人受益。

董奉的善举救助了无数百姓，也受到了人们长久的爱戴，经过口耳相传，成了医界的一段佳话。自此，"杏林"美名满天下，直到今天，我们还会用"杏林春满""誉满杏林"来称赞仁心仁术的医生。

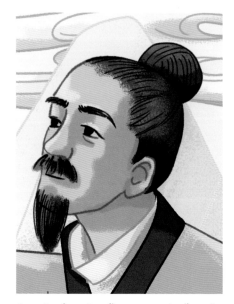

　　董奉（220—280），字君异，汉末侯官（今属福建省福州市）人，后迁居江西庐山。他医术高超，广施博爱，栽杏成林的故事在民间广为流传。不过遗憾的是，董奉并没有留下著作传世，关于他的事迹，我们只能从葛洪的《神仙传》和陈寿的《三国志》中略知一二。

脑洞大开

1. "建安三神医"指的是哪三位医家？

2. 董奉在庐山住下后，为什么山上的杏树越来越多？

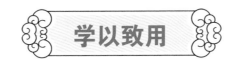

蛋白杏仁奶茶

杏树在我国夏朝时就有栽种，它容易成活，寿命也长。杏子是一种酸甜可口的水果。杏仁还有药用价值，能止咳、化痰、祛火、通便。下面我们就来学做一款美味又健康的蛋白杏仁奶茶吧！

配料：食用杏仁（又名甜杏仁，是杏或山杏的部分栽培变异种的干燥成熟种子，千万不要用名为苦杏仁的药用杏仁，以防处理不当或食用过量导致中毒）100克，大米30克，冰糖90克，牛奶250毫升，鸡蛋2个。

做法：

1.食用杏仁用温水浸泡半小时，取出后搓掉黄皮。

2.去皮杏仁和大米一起洗净，加水浸泡一小时；分离两只鸡蛋的蛋清和蛋黄。

3.泡好的杏仁、大米倒入榨汁机，加适量清水榨出杏仁汁。

4.杏仁汁倒入锅里，加牛奶、冰糖用小火煮至冰糖溶化。

5.慢慢将蛋清倒入杏仁浆中，边倒边搅拌，然后关火加盖焖五分钟。

同学们，快来和家人一起享用自己的劳动果实吧！

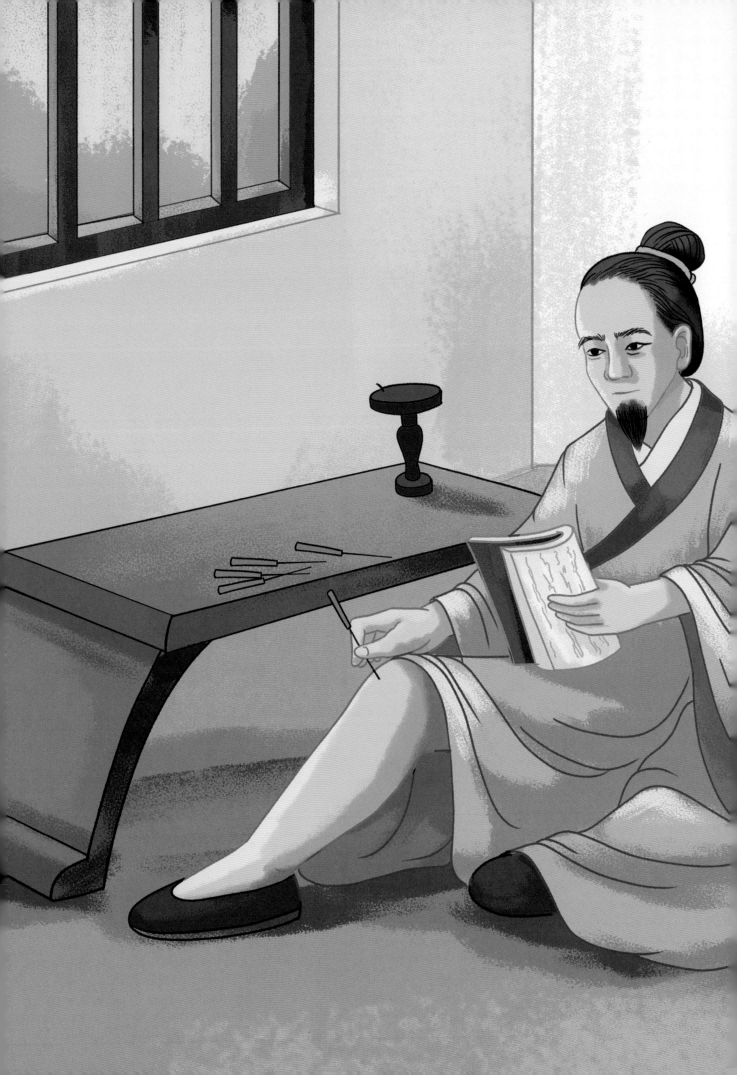

皇甫以身试针感

是不是成为名医就必须从小才学出众？晋代名医皇甫谧告诉我们，努力，只要开始，永远不晚！

皇甫谧幼年时十分顽劣，终日游荡，不求上进，直到二十岁才幡然醒悟，立志努力学习，发愤图强，最终成了传世名医！

因为家里贫穷，皇甫谧需要一边干农活，一边学习。白天的忙碌，再加上通宵达旦的读书，让他的身体十分虚弱，在四十岁时，患上了痹症。

痹症相当于风湿性关节炎，平时酸痛，阴雨天更厉害，严重的还会关节变形。每次发病时，皇甫谧的身体多处都像针扎般疼痛，走路跟跟跄跄，双手没有一点力气。

皇甫谧开始求医问药，可请了好几个大夫，家里的钱都快花光了，也没见明显的效果。正当他想要放弃时，一位大夫建议说："试试针灸吧，说不定有效。"

这倒是一个好主意，只不过家中实在没多余的钱看病了。无奈之下，皇甫谧做出了一个大胆的决定——自己学习针灸。

于是，皇甫谧开始彻夜苦读《素问》《灵枢》等医书，从中寻找治疗方法。为试验针灸的效果，他就拿自己做实验。

自学针术，谈何容易！刚开始的时候，皇甫谧经常一针扎下去，戳到了骨头上；再扎，又刺破了血管；第三针下去，终于找对了位置，可还是没有出现酸、麻、胀、痛的针感。（小朋友们不要效仿哦！）

就这样，一针又一针，皇甫谧身上留下了一个又一个细小的伤口，额头上也渗出了细密的汗珠。但他并没有停下，因为只有找到了治疗的方法，自己的病才有希望，才能帮到更多患了痹症的病人！

每一次试针后，皇甫谧都及时将选择的穴位、操作的手法、身体的感觉等情况详细记录下来，认真对比、揣摩、总结，积累了越来越多的经验。

就这样，不知扎了多少针，不知吃了多少苦，皇甫谧的病情渐渐得到了控制，慢慢开始好转，最后竟然奇迹般痊愈了！

大病初愈后，皇甫谧如法炮制，用积累下来的针法经验去治疗像自己一样的病人，果然取得了不错的效果。随着治好的病人越来越多，皇甫谧的名气也越来越大，没几年就闻名十里八乡。

在治病救人的过程中，皇甫谧发现典籍中有关针灸方面的论述太分散，而且有很多遗漏，甚至还有不少错误。于是，他打算结合自己的临床经验，借鉴古往今来的论著，编写一部针灸专著，留给后人使用。

这个想法好是好，可一开始，皇甫谧就碰上了一个大难题。

原来，因为连年战乱，许多书籍都遗失了，能借鉴的古书实在匮乏。这该怎么办呢？

这时候的皇甫谧想到了皇上，皇宫里的书最多呀！于是他写了一封信给晋武帝司马炎，借书！

敢向皇上开口借书，也只有皇甫谧有这个底气了。

原来，有一次皇后生病，生命垂危。司马炎宠爱皇后，急召皇甫谧进宫诊病。皇甫谧不辱使命，施展针灸绝技，在千钧一发之际挽救了皇后的性命。

司马炎大喜，当时就要奖赏皇甫谧官职和钱财，可皇甫谧婉言谢绝了。于是皇上许了他一个心愿，准他有需求时再来上奏。

在得知皇甫谧借书的心愿后，司马炎很快让人挑选了一车书，直接送到了皇甫谧家中。

身经试针之痛，历尽千辛万苦，皇甫谧的《黄帝三部针灸甲乙经》终于在几年后横空出世，成为我国现存最早的针灸学专著。这部奇书流传至今，影响了世界。

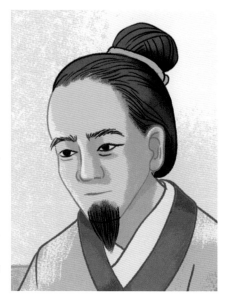

　　皇甫谧（215—282），幼名静，字士安，号玄晏先生，魏晋时期文学家、医学家。其著作《黄帝三部针灸甲乙经》除了论述有关脏腑、经络等理论，还记载了全身穴位649个，穴名349个，比《黄帝内经》多出189个穴位。

　　皇甫谧还编撰了《帝王世纪》《高士传》《列女传》《玄晏春秋》等书。

脑洞大开

　　1.我国现存最早的针灸学专著是哪本书？

　　2.皇甫谧向皇帝借书成功，这件事对你的求知有什么启发？

艾叶煮水泡脚治感冒

针灸中的"针"多指针刺，"灸"多指艾灸。因为易学易用，针灸在现代家庭医疗中发挥着越来越重要的作用。

艾灸的原材料是艾草。从药理上看，艾叶味苦、性温，有温经散寒的功效，艾叶泡脚可以促进发汗，对于风寒感冒的轻症有治疗作用。

当受凉感冒，出现流清水鼻涕、咽喉疼痛、浑身酸疼或伴随发烧症状时，可以用艾叶100克加水2500毫升，煮沸半小时，放至不烫手的温度，然后将双脚浸泡盆中15分钟。

浸泡的时候可以揉搓足底，泡到身体发汗，同时喝生姜红糖水，注意休息，感冒会很快痊愈。

同学们，如果发现有人受凉感冒了，你就可以当个小医生，建议病人用艾叶煮水泡脚治疗，这可是个不错的方法哟。

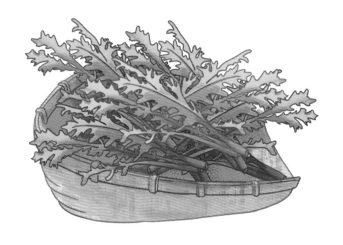

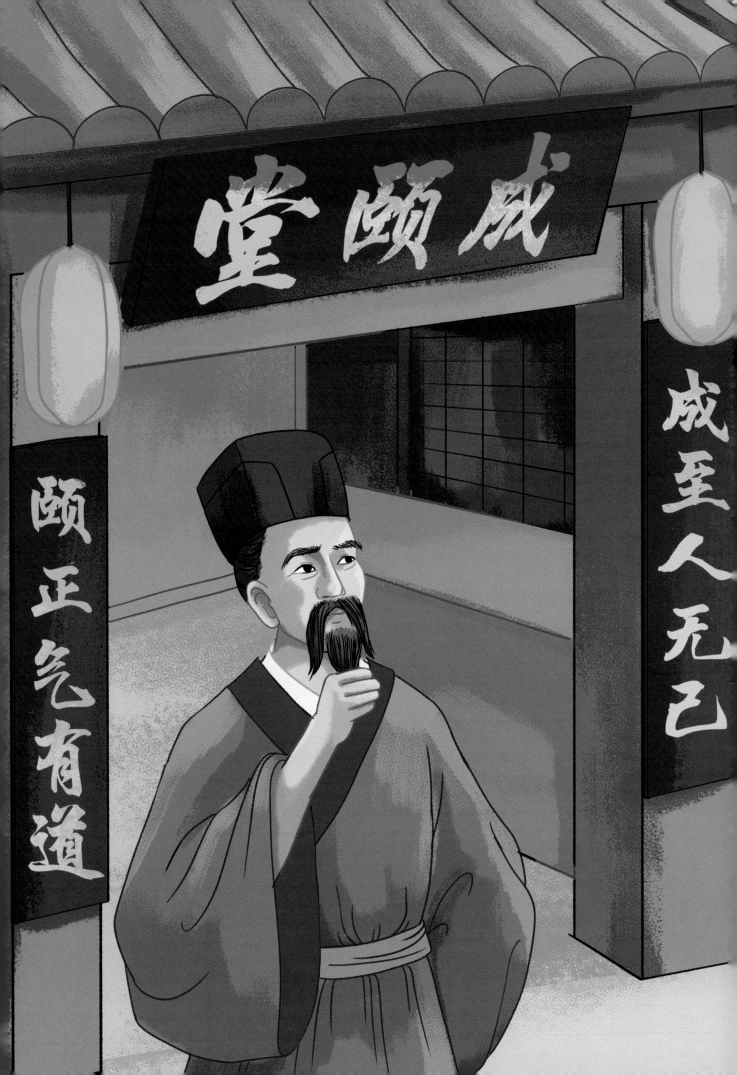

无己为民心无己

北宋时期，山东聊城有一家老字号医馆成颐堂，门前悬挂有一副对联，上联是"成至人无己"，下联为"颐正气有道"。

据传，成无己的名字就来源于此。

成无己祖上耕读传家，家世儒医。相传在他三十岁时，爷爷在聊城开设了成颐堂，坐堂行医，救人无数。

在成颐堂创办之初，成无己的爷爷书写了这副对联，各取对联的第一个字为堂号，希望自己的子孙后代弘扬医道，情系百姓。

小时候，成无己就天资聪颖，勤奋好学；弱冠之年，便已精通医理，处方用药得心应手，十里八乡远近闻名。

成无己坐诊成颐堂后，常常能药到病除，妙手回春，一时声名鹊起，前来看病的人络绎不绝，经常排成一里见长的队伍，成为聊城古城区的一大奇观。

来看病的人实在太多，难免就会有人想走"后门"，加个塞、插个队什么的，但成无己立下规矩：就医之人，无论富贵贫贱，一视同仁。即便你腰缠万贯、富甲一方，也要排号就医，绝无"捷径"可走。同样，即便你穷困潦倒、饥寒交迫，他也照看不误，不但免除医药费，还施舍粥饭，奉送救济之资。

无己嘛，就是要让贫苦的老百姓能够看得起病、看得好病。

不得了呀，聊城出了个成神医！这消息开始在民间传开了。

就这样，一传十，十传百，成无己的名声越传越大、越传越神。

"成无己不但医术高明，而且医德高尚、菩萨心肠！"这消息很快传到了宋朝的国都东京汴梁，就是现在河南省开封市。

既然是人才，那就应该重用呀！成无己很快奉诏进京入太医院，成了一名御医，就是皇宫的保健医生，专门给皇帝和皇帝身边的人看病。

太医院的医生，都是从全国各地征召来的名医，个个身怀绝技。成无己虚心求教，医术更是突飞猛进。在太医院每四年举办的诊病识药大比武中，他技压群雄，拔得头筹，被众御医一致推荐为太医院的领军人物。

成无己不负众望，带领御医们医治了很多王公大臣、皇亲国戚的疑难杂症，医名在京城传扬。

出身乡野，华丽升级成为御医，继而又晋级为御医"领队"，不得不说，成无己已是人生赢家，完全可以就此"躺平"，享受荣华富贵。但成无己并没有，他叫无己呀，这是爷爷的期望，什么时候都要坚守医者的初心，为黎民百姓解除病痛。

成无己入宫为医，其实内心并不情愿，但皇命不能违抗，无奈之下，他只能"明修栈道，暗度陈仓"，一有机会就偷偷溜出太医院，来到民间，给京城的老百姓义诊。无己，依旧是希望贫苦的百姓们能够看得起病、看得好病。

于是，东京汴梁的老百姓便会经常看到这样一幕——民房集中的小街巷里，一位仙风道骨、精神矍铄的短髯长者，坐在一张简陋的木桌旁，面前排着长长的队伍，都是普通的老百姓，都是来找成无己看病的。

只有在这个时候，走进黎民百姓中间，救死扶伤，成无己才是真的轻松和快乐，才是真的"无己"了！

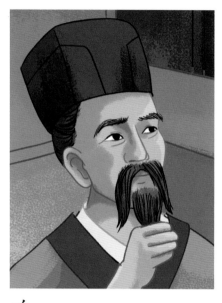

成无己（约 1063—1156），金代著名医学家，聊摄（今山东聊城西）人。他是第一个对《伤寒论》原文进行全面注解的医学家，在中国医学的伤寒学研究史上，具有举足轻重的地位，对后世伤寒学派诸家产生很大影响。

成无己有《注解伤寒论》《伤寒明理论》《伤寒明理药方论》等医学著作传世。这三部伤寒著作，有注解，有论证，有论方，鼎足而立，联系紧密，相得益彰。

脑洞大开

1. 成无己是第一个对哪本书原文进行全面注解的医学家？

2. 什么时候是成无己最轻松快乐的时光？

能治感冒的蔬菜汤

春天里吹了倒春寒的冷风，头痛；夏天里一不小心被突如其来的暴雨淋了个透，全身发冷；秋天里秋裤穿得不及时，保住了"风度"却丢掉了"温度"，鼻子堵了；冬天的时候没穿大衣出门扔了个垃圾，回来就开始打喷嚏。同学们，这些事情，你都遭遇过吗？

一年四季总有种种突发情况让我们感受寒气，从而出现头痛、鼻塞、流清鼻涕、打喷嚏，甚至发烧的症状。每当出现这些症状的时候，你会怎么做呢？

好好利用自家厨房，煮制一碗驱寒汤吧！

汤里需要的三种主要原料是——葱白、香菜和生姜。

准备一棵香菜，三片生姜，两个葱根（带一点葱白部分）。

将食材洗净，放入水中煎煮。

水开后再煮五分钟，趁热饮用。

同学们，能治感冒的蔬菜汤，你学会了吗？

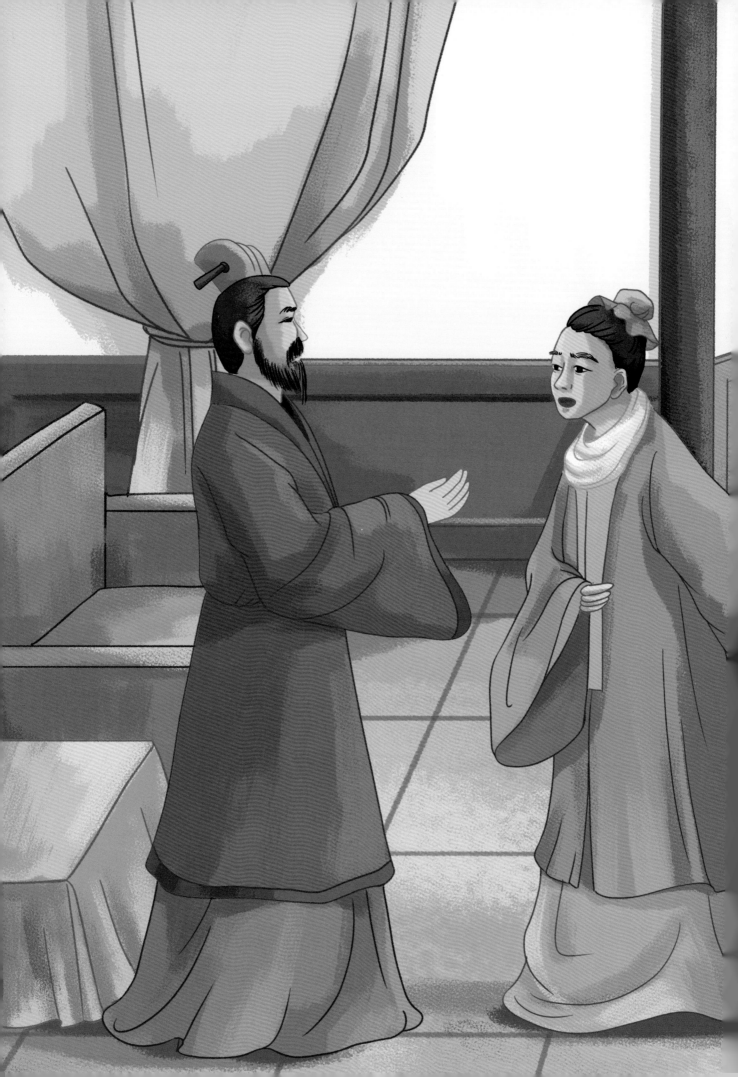

河间心系百姓疾

在我国漫长的封建时代，皇权至高无上，"君要臣死，臣不得不死"，所以，面对皇帝的诏令，任何人都必须无条件地接受。

然而，就有这么一个牛人，胆敢冒着杀头的风险，违抗皇命。

这个牛人，就是金代的医学家刘完素，又称刘河间。

刘完素出生在河北沧州的一个小村子里，幼年丧父，跟母亲相依为命。所谓寒门出贵子，刘完素读书非常努力，希望考取功名，让辛苦的母亲过上好日子。

然而，屋漏更遭连夜雨，刘完素二十五岁那年，母亲突发急病，他接连去了三家医馆，都因为拿不出医药费，吃了闭门羹。结果，母亲的病情迅速恶化，带着遗憾离开了人世。

刘完素悲痛之余暗下决心：一定要当一名好医生，为天下穷苦的老百姓治病。

一方面苦读医书，一方面拜师访贤，刘完素的医术日渐长进。几年过后，随着治愈的病人越来越多，刘完素开始声名远扬。

有一年，金章宗完颜璟的宝贝女儿得了重病，高热不退，宫里的御医诊了个遍，都束手无策。眼看着公主快不行了，皇帝只好下旨，让各州府推荐医生。

就这样，刘完素被河间府举荐到皇帝面前。一番望闻问切后，刘完素开出方子，公主服用后，病情立即有了起色。他又对方子做了加减，公主服完三剂药，竟然痊愈。

皇帝大喜，当下做出决定，要把刘完素留在宫里做医官，专门为皇亲国戚看病。

"如果留在皇宫里，自己是可以享清福，可我怎么给老百姓看病呢？"刘完素犯了难，"要是直接拒绝皇上，就是杀头的死罪呀！"

不能硬来，只能智取！刘完素眉头一皱，计上心来，他对皇帝说道："草民有一件诊病用的东西，万分重要，因出门时匆忙落在家中，需要回家一趟取来。"

"真的有那么重要吗？"

"真的特别特别重要，不然我就没法诊病了。"

不能诊病可不行！皇上一摆手，说道："那就回家拿吧，速去速回！"

刘完素如蒙大赦，赶紧三步并作两步，逃也似的离开了皇宫。

刘完素刚走没多久，皇帝就感觉不对劲儿了："不好！

—106—

中计了！"于是连忙派侍卫去追。

刘完素早有防备，刻意隐瞒行踪，侍卫们忙活了大半天，连个人影儿都没见着。

后悔不迭的皇上又特别下诏，让河间知府再把刘完素带来，但知府使尽了浑身解数，还是找不着人！

皇上很生气，竟然有这样不识抬举的人！于是下令，就是挖地三尺，也要把刘完素"挖"出来。

这回，刘完素还真被"挖"到了，一路押送到皇帝面前。

见到跪在地上的刘完素，皇上是又爱又恨，强压怒火问："刘完素，你可知罪！"

"草民只想一心给老百姓诊疾病、去疾苦，何罪之有？"刘完素知道死罪难免，索性豁出去了，"您身边不缺好医生，但百姓们不同，他们缺医少药，更需要好的医生，陛下您说是不是？"

皇上一下子被问住了。

完颜璟是个聪明人，心想，这个刘完素以死相拼，总不能真把他斩了，不然朕还怎么找他看病？于是，顺水推舟，做出一副大度的样子，当即满足了刘完素民间行医的心愿。为了表示自己的仁德，他还专门下旨，赐号刘完素"高尚先生"，褒奖他大医精诚、淡泊名利的高尚品德。

刘完素（约1120—1200），字守真，金代河间（今属河北）人，医学家，世称"刘河间"，著有《素问玄机原病式》《黄帝素问宣明论方》《素问病机气宜保命集》等。他认为六气都从"火"化，疾病多起于"火"，所以治法上多用寒凉药，后世认为他是"寒凉派"创始人，称他的学说为"河间学说"。

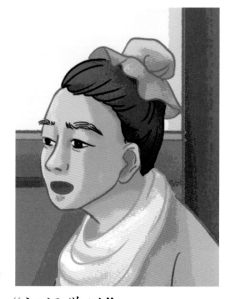

刘完素创制了不少治疗伤寒病的方剂，比如今天还广泛使用的凉隔散、防风通圣散等，其对后世温病学派的形成有一定影响。

脑洞大开

1. 皇上赐刘完素什么称号，以褒奖他大医精诚、淡泊名利的高尚品德？

2. 刘完素为什么放弃做医官，坚持在民间行医？

3. 故事中的公主生了重病，高烧不退，你知道哪些退烧的方法呢？

学会辨别发烧类型

中医认为，所谓发烧，多数是因为有邪气侵袭人体。人体的正气与邪气抗争，在体表打得热火朝天，热气无法从皮肤毛孔排出，从而造成发烧。

中医辨证讲望闻问切，发烧也分几种类型。辨别常见的风寒发烧与风热发烧很简单，同学们一看就会。

风寒发烧：流清鼻涕，痰是白色清稀的；舌质淡红色，苔薄白；身体不出汗。治疗上一般使用风寒感冒颗粒等。

风热发烧：黄鼻涕，黄色黏痰；舌质偏红，黄舌苔或者淡黄舌苔；咽喉、扁桃体发红，甚至肿痛；身体有出汗现象。治疗上一般使用风热感冒颗粒等。

如果身边有人发烧，同学们不妨试着分辨一下，给出合理建议哦！

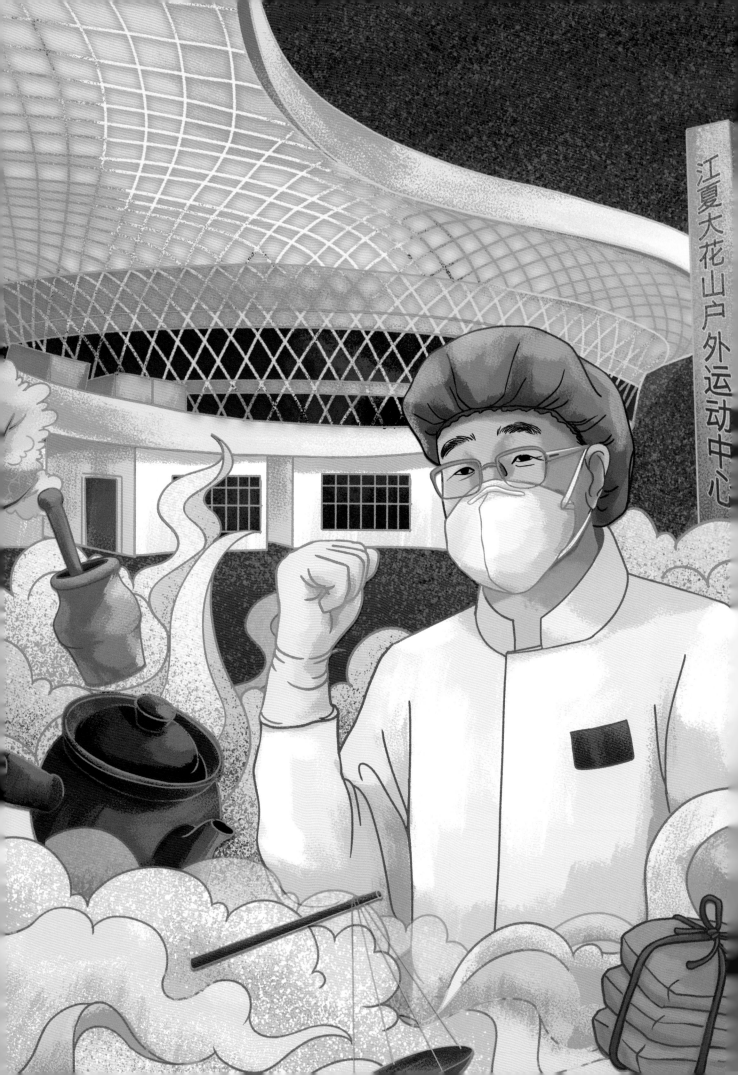

伯礼方舱战疫魔

2020年1月27日，农历大年初三，因新冠病毒肆虐，武汉告急，全国局势骤然紧张。正在天津指导疫情防控的张伯礼，被中央疫情防控指导组急召进京，转飞武汉。

这不是张伯礼第一次临危受命。

17年前，他战斗在抗击非典前线。不同的是，那一年，他未及花甲；这一次，他已年逾古稀。

到了武汉，张伯礼心头一震。这哪是正常医院的就诊情景？诊室里人挨人，接诊的医生被挤到角落，检验室、CT室门口都是焦灼的病人。医院里根本没有空余床位，很多确诊病例也住不进来，只能回家等待。

等待，等待的结局是什么？

张伯礼心急如焚。当晚，在中央疫情防控指导组召开的会议上，张伯礼提出，必须马上对病患分类分层管理，集中隔离。

"只隔离，不服药，会延误病情，也会加重恐慌。发热的可能是流感，服几服药就好；确诊的，服药也能控制病情不转重，有利于到定点医院治疗。"张伯礼坚信，"采取'中药漫灌'的方法是可取的"。

2月3日，首批几千名发热门诊确诊患者服用了中药。2月4日，约1万人服用了中药。几天后，一些轻症患者体温降到正常，咳嗽、乏力症状明显减轻。效果初显后，普遍服中药的方案就推广开了。

中医承办方舱医院！张伯礼又与刘清泉教授写下请战书。中医西医各有长处，优势互补，人命大于天，能救命就是硬道理。

相对于常规医院，方舱医院虽显简单，但也是"五脏"俱全，心电监测、移动CT机、呼吸机等必须全部就位，还要具备防止传染病传播的设施和措施。筹备的那段日子里，张伯礼每天清晨就到方舱医院驻地，与相关负责同志、工程师开会研究，有时吃不上饭，就泡一盒方便面。

2月12日，江夏区大花山方舱医院（简称江夏方舱医院）建成启用。张伯礼率领由209人组成的中医医疗团队进驻。

仅仅过了一天，564张病床全部住满确诊患者，患者虽多属普通型患者，少数是轻症，但也有发烧、咳嗽、乏力症状，部分患者胸部CT显示病理改变。

诊室里的张伯礼全副武装，穿戴着密不透风的隔离防护服、口罩、护目镜、橡胶手套。一连多日的奔波劳顿，让他感觉到了疲倦。他能清晰听见自己因憋气而显得有些吃力的呼吸声，护目镜上蒙着一层淡淡的雾气，影响了他的视线。

新冠肺炎的治疗无章可循，临床上没有特效药物可用，张伯礼和刘清泉根据中医理论结合新冠肺炎患者的实际情况，共同拟定了中医为主、中西医协同的治疗方案，再辅以保健操、八段锦和心理疏导，先期治疗了280余例轻症和普通型患者，他们的发热、咳嗽、乏力症状明显减轻，治疗后CT影像显著改善，临床症状明显缓解，无一例转为重症。

实践证明，中医药介入早发现、早报告、早隔离、早治疗，不仅可改善患者症状，还具有阻断毒邪深入的作用。

于是，这一经验被推广，武汉的方舱医院都开始使用中药。

随着痊愈出院的患者越来越多，3月10日，江夏方舱医院休舱，医护人员零感染。

2020年9月8日，在全国抗击新冠肺炎疫情表彰大会上，张伯礼被授予"人民英雄"国家荣誉称号。

"指导中医药全程介入新冠肺炎救治，主持研究制定中西医结合疗法成为中国方案的亮点，为推动中医药事业传承创新发展做出重大贡献。"颁奖词久久回荡在人民大会堂，也必将永远回荡在国人心中。

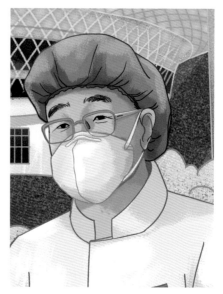

张伯礼，1948年2月26日出生于天津，籍贯河北宁晋，中共党员，中医内科专家，天津中医药大学名誉校长，中国中医科学院名誉院长，中国工程院院士，第四届国医大师，第一批国家级非物质文化遗产项目中医传统制剂方法代表性传承人。

张伯礼曾获国家科学技术进步奖一等奖、吴阶平医学奖、全国中医药杰出贡献奖。2020年9月被授予"人民英雄"国家荣誉称号，同年11月获得第十三届光华工程科技奖。

脑洞大开

1. 在没有特效药的情况下，张伯礼等采取了什么方案防治新冠肺炎？

2. 因为在抗击新冠肺炎中做出了突出贡献，张伯礼被国家授予了什么荣誉称号？

3. 虽然在防控新冠肺炎疫情中，中医药发挥了独特的、重要的作用，有些人仍然轻视甚至反对中医，对此，你怎么看？

学以致用

自制防疫"空气清新剂"

从中医学角度分析，新冠肺炎属"疫"病范畴，在防止疫病传播方面，中医药有着独到的创见，注重防病于未然，预防方案包括中药汤剂、防疫香囊以及室内消杀。

烧烟净化空气。古人称之为萩室防疫法。多用于疫病流行期间的预防和新房子的消毒处理。

焚烧艾蒿等能去除房子的湿气，同时也杀死病毒寄生的虫蚁，让病毒无处藏身。

苍术烧烟可以避秽。清代的《验方新编》有空气消毒方，以"苍术末、红枣，共捣为丸如弹子大，时时烧之，可免时疫不染"。

白芷气味芬芳，能使人体气机通畅，排毒、化浊功能增强，从而提高人体正气以抵御邪气的入侵。

将艾草、苍术、白芷三味药材以3：1：1的比例混合打粉，便成了一种气味芳香、防疫辟秽的"空气清新剂"。使用时取一撮，在室内烧烟就可以起到良好的净化空气的作用。

赶快试一试吧！